Das Wochenbett

LORETTA STERN
ANJA CONSTANCE GACA

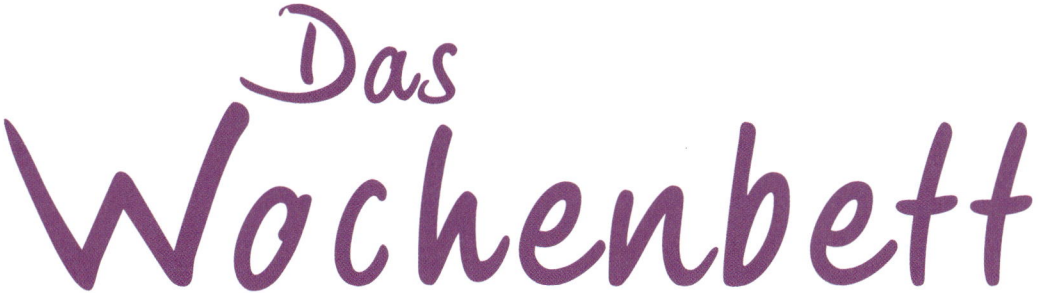
Das Wochenbett

Alles über diesen wunderschönen
Ausnahmezustand für Väter und Mütter

Kösel

INHALT

Vorwort — 7
Einführung: Die Bedeutung des Wochenbettes — 8

Mütterteil — 13
Geburtserlebnisse verarbeiten — 14
Ihr Körper nach der Geburt — 16
Brust und Stillen — 29
Ihre Psyche nach der Geburt — 40
Ihre Beziehung nach der Geburt — 45
Persönliche Wohlfühlmomente schaffen — 48

Das wichtigste Wochenbettwissen — 51
Alles rund ums Baby von A–Z — 52
Alles rund um die Familie — 124
Besuch als Unterstützung — 139
Ernährung im Wochenbett — 141
Rezepte für das Wochenbett — 145

Väterteil

Väterteil	157
Rückendeckung für das Wochenbett	158
Geburtserlebnis verarbeiten	160
Väter-Selbstvertrauen	161
Körperliches rund um die Geburt	162
Seelisches rund um die Geburt	164
Väter und Stillen	165
Ihre Beziehung nach der Geburt	167
Persönliche Wohlfühlmomente schaffen	169
Register	172
Impressum	176

Vorwort

Liebe Mütter, liebe Väter,
herzlichsten Glückwunsch zu Ihrem Nachwuchs von unserer Seite!
Unser Geschenk an Sie ist dieses Buch. Wir haben versucht, alles Wichtige über das Wochenbett, die besten Tipps, Infos und Denkanstöße in ein überschaubares Format zu packen: möglichst kompakt im Mittelteil, etwas ausführlicher und auf Ihre jeweiligen Bedürfnisse eingehend in den beiden Teilen für Mütter und Väter. Außerdem haben wir im Mittelteil noch Wissenswertes über Ernährung im Wochenbett sowie ein paar unkomplizierte und nahrhafte Rezepte (vom Koch unseres Herzens, David Gansterer) für die erste Familienzeit zusammengetragen.

Am Anfang laden wir Sie ein, beide bei uns zu bleiben. Im ersten Abschnitt geht es um organisatorische Angelegenheiten, die Sie gemeinsam betreffen. Direkt im Anschluss geht es dann weiter mit dem Kapitel für die Mütter, und alle Informationen, die speziell die Väter betreffen, befinden sich im hinteren Teil des Buches.

In der Hoffnung, all Ihre Fragen beantworten zu können und Ihnen in der ersten Abenteuerzeit mit Ihrem neuen Baby beistehen zu können, wünschen wir Ihnen nun viel Spaß beim Lesen und obendrein alles Gute für Ihre Familie.

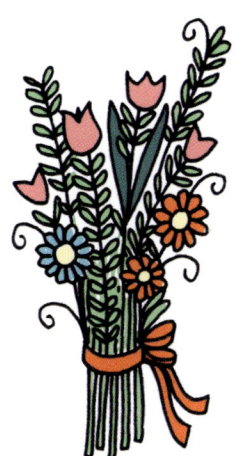

Herzlichst
Anja Constance Gaca und Loretta Stern

Einführung: Die Bedeutung des Wochenbettes

Das Wochenbett beginnt genau genommen nicht nach der Geburt des Kindes, sondern erst nach der vollständigen Geburt der Plazenta, also des Mutterkuchens. Die folgenden zehn Tage werden als Frühwochenbett bezeichnet. In dieser ersten Zeit geht ein großer Teil der Rückbildung vonstatten. Aber es braucht rund sechs bis acht Wochen, bis die Mutter sich von der Geburt erholt und der Alltag mit dem Baby sich eingespielt hat. Das Wochenbett ist einer von mehreren gleich wichtigen Teilen im Prozess des Kinderbekommens. Bereiten Sie sich darauf vor, und zwar idealerweise genau so sorgfältig wie auf die Geburt.

Wichtig: Ein ruhiger Beginn

In unserer Kultur ist der Schutzraum für die Phase des Wochenbettes leider etwas verloren gegangen. Schnell wird von den Eltern erwartet, dass alles wie früher läuft – nur eben jetzt mit Baby. Dabei geht es in dieser ersten Zeit um sehr viel: nicht nur um körperliche Rückbildung bei der Mutter, sondern auch um den gemeinsamen Start ins Familienleben. Eltern und Kind müssen sich kennenlernen. Jeder muss seinen Platz in der veränderten Familiensituation finden. Das geht umso leichter, je geborgener und liebevoller dies passiert. Hebammen bezeichnen das Wochenbett gerne als »Babyflitterwochen« oder »Babymoon«. Das soll deutlich machen, wie besonders und auch wie intim die ersten Tage und Wochen direkt nach der Geburt sind. Wir möchten Sie dabei unterstützen, Ihr Wochenbett so zu gestalten, dass Sie sich später gern an diesen Ausnahmezustand erinnern. Und sogar daran, wie sie kleine Krisen und Hürden gemeinsam gemeistert haben. Denn das Leben mit Kindern hat einen guten Anfang verdient!

Nehmen Sie sich die Zeit – nein, besser: Erlauben Sie sich, sich die nötige Zeit für das Wochenbett zu nehmen. Viel zu oft werden Sie sich zu viel zuzumuten und sich auferlegen, weiter zu funktionieren. Schenken Sie also sich und ihrem Neugeborenen einen ruhigen Beginn, der allen Beteiligten die Möglichkeit gibt, erst einmal anzukommen. Denn auch für Sie als Eltern wird alles ungewohnt aufregend, manchmal irritierend und ab und an eine Überforderung sein.

Gönnen Sie sich ein bedächtiges Tempo. Die Welt außerhalb Ihrer »Familienhöhle« wird sich weiterdrehen, aber für Sie geht es erst einmal um etwas anderes: Um Sie und Ihr Baby!

Das Wochenbett organisieren

Die meisten Eltern denken in den letzten Schwangerschaftswochen primär an die bevorstehende Geburt. Doch genauso, wie es sinnvoll ist, sich auf die Geburt einzurichten, ist es klug, sich auf das Wochenbett vorzubereiten. Vor allem organisatorisch. Das verschafft Ihnen mehr Zeit und Ruhe für die wirklich wichtigen Dinge. Stellen Sie sich als Frau darauf ein, dass Sie nach der Geburt wahrscheinlich in einem glücklichen, aber auch extrem empfindsamen Zustand sein werden. Jeglicher Stress setzt der Wöchnerin, so der offizielle Titel der frisch gebackenen Mutter im Wochenbett, auf ganz andere Weise zu, als das normalerweise der Fall wäre. Diese hormonbedingte Offenheit und Verletzlichkeit ist notwendig, damit eine Mutter sich voll und ganz auf Ihr Baby einlassen kann. Darum ist es wichtig, dass sie in dieser Zeit möglichst vor körperlichen und emotionalen Belastungen geschützt wird. Wenn das Wochenbett friedlich verläuft, kann die Neu-Mama genug Kraft tanken, um den Alltag mit Baby später gut zu bewältigen.

Hilfe für den Alltag »danach«

Überlegen Sie beide gemeinsam, wer Sie im Wochenbett unterstützen könnte. Ein Großteil der Väter nimmt heute wenigstens ein paar Wochen Elternzeit, einige kehren aber auch schon nach sieben bis zehn Tagen an den Arbeitsplatz zurück. Wer wird Ihnen in dieser Zeit noch zur Seite stehen? Eine der Großmütter? Ihre beste Freundin? Bedenken Sie dabei Folgendes: Wichtig ist, dass Sie das Gefühl haben, sich in Anwesenheit der betreffenden Person zu Hause wirklich fallen lassen und authentisch verhalten zu können. Wenn Sie jedoch den inneren Druck verspüren, für Ihre Helfer vorher extra aufräumen oder sie sogar bewirten zu müssen, sollten Sie eine andere Lösung finden.

Es gibt auch die Möglichkeit, sich von einer Mütterpflegerin unterstützen zu lassen. Mütterpflegerinnen sind speziell für diese Lebensphase ausgebildet, sie sorgen nicht nur für den Haushalt, sondern kümmern sich einfühlsam und professionell um die ganze Familie. Bei entsprechender Indikation werden die Kosten zum Teil auch von den Krankenkassen übernommen.

Halten Sie schon einmal Ausschau, welcher Supermarkt in Ihrer Nähe einen Lieferdienst anbietet. Jetzt ist außerdem ein guter Zeitpunkt, sich um die langersehnte »Putzfee« für Ihren Haushalt zu kümmern. Eine finanzielle Beteiligung daran könnten Sie sich auch in

Form eines Gutscheins schenken lassen. Überlegen Sie einfach gemeinsam, welche zeitaufwendigen Aufgaben Sie abgeben möchten. Gerade ein engagiert kochender, aufräumender und Wäsche waschender Vater sollte auch ausreichend Kuschelzeit mit seiner neuen Familie genießen dürfen.

Füllen Sie Ihre Vorräte auf! Das betrifft Essen und Trinken ebenso wie Drogerie- und andere Verbrauchsartikel. Sämtliche, nach unserer Auffassung notwendige und sinnvolle Anschaffungen für die erste Zeit mit einem Baby haben wir auf den Seiten 54 bis 57 aufgeführt. Sehr hilfreich: Bereiten Sie so viel »Papierkram« wie möglich vor (siehe Seite 137). Vielleicht stellen Sie dabei fest, dass Sie noch die eine oder andere Frage haben – eine entsprechende Beratung lässt sich in der Schwangerschaft noch wesentlich leichter organisieren als nach der Geburt.

Unterstützung durch die Hebamme

Wenn Sie dieses Buch lesen, haben Sie sich hoffentlich schon um eine Hebamme für das Wochenbett gekümmert. Idealerweise hat diese Sie auch in der Schwangerschaft begleitet und Sie haben ein vertrauensvolles Verhältnis zueinander aufgebaut.

In den ersten zehn Tagen des Wochenbettes kann Ihre Hebamme Sie täglich besuchen, bei Bedarf sogar mehrmals am Tag. Auch danach werden die Besuche Ihrem persönlichen Bedarf angepasst. Ihre Hebamme begleitet Sie bis zu zwölf Wochen nach der Geburt und darüber hinaus bei Stillfragen oder -problemen bis zum Ende der Stillzeit. Bei nicht gestillten Kindern werden die Kosten für die Beratung zu Ernährungsfragen bis zu neun Monate nach der Geburt von den gesetzlichen Krankenkassen übernommen.

Die Hebamme überwacht den Verlauf des Wochenbettes und hilft bei Problemen wie einer verzögerten Rückbildung der Gebärmutter, bei Wundheilungsstörungen oder Stillschwierigkeiten. Beim Kind beobachtet sie die gesamte Entwicklung, beispielsweise das Trinkverhalten oder die Nabelabheilung sowie alle anderen Anpassungsvorgänge. Sie berät außerdem in allen anderen Fragen, die für eine »neugeborene Familie« von Bedeutung sind.

Das Frühwochenbett nach der ambulanten Geburt

Wenn die Geburt zu Hause geplant ist, wird dort vermutlich auch Ihr Wochenbett beginnen. Nach einer Geburt im Geburtshaus fahren Sie meist drei oder vier Stunden später zusammen mit dem Baby heim. Auch in der Klinik gibt es die Möglichkeit, direkt vom Kreißsaal aus wieder den Heimweg anzutreten – die sogenannte ambulante Geburt. Wenn es Ihnen gut geht, wird man Sie frühestens zwei Stunden nach der Geburt entlassen. Voraussetzung dafür ist, dass zu Hause der Partner oder eine andere unterstützende Person in den ersten Tagen anwesend ist. Und dass eine Hebamme zeitnah nach der Geburt kommt, um nach Mutter und Kind zu schauen. Die Hebamme besucht Sie bei Bedarf durchaus mehrmals täglich, zum Beispiel um den Rückbildungsverlauf zu überwachen oder bei Stillschwierigkeiten. Vorher muss organisiert sein, dass die Blutentnahme für das Screening auf Stoffwechselerkrankungen beim Baby (siehe Seite 115) von der Hebamme oder vom Kinderarzt durchgeführt wird. Für die U2 (siehe Seite 113) beim Baby zwischen dem dritten und zehnten Lebenstag ist es ideal, wenn der Kinderarzt nach Hause kommt. So wird die Wochenbettruhe nicht durch einen Praxisbesuch unterbrochen.

Das Frühwochenbett in der Klinik

Nach einer Spontangeburt bleiben die meisten Mütter zwei oder drei Nächte in der Klinik. Nach einem Kaiserschnitt sind es meist vier bis fünf Nächte. Viele Kliniken bieten auch die Option eines Familienzimmers an: Hier darf der Vater bei Mutter und Kind übernachten. Vielen Männern fällt es nämlich schwer, nach der langen, gemeinsam bewältigten Geburt zurück in die leere Wohnung zu fahren und Mutter und Kind »zurückzulassen«. Die Kosten für das Familienzimmer müssen Sie in der jeweiligen Klinik erfragen.
Wenn Sie merken, dass der Aufenthalt im Krankenhaus doch nicht so erholsam ist wie gedacht, können Sie auch früher gehen. Allerdings müssen Sie dann das Frühwochenbett zu Hause organisieren, und nicht immer ist gewährleistet, dass die betreuende Hebamme kurzfristig verfügbar ist. Das klinische Wochenbett hat den Vorteil, dass rund um die Uhr Personal da ist, das einen bei Fragen oder Schwierigkeiten unterstützen kann. Andererseits muss man sagen, dass Unterstützungsbedarf und Personalschlüssel nicht immer gut zusammenpassen. Manchmal ist auch ein überfülltes Dreibettzimmer der Grund, schon etwas früher als geplant nach Hause zu gehen.

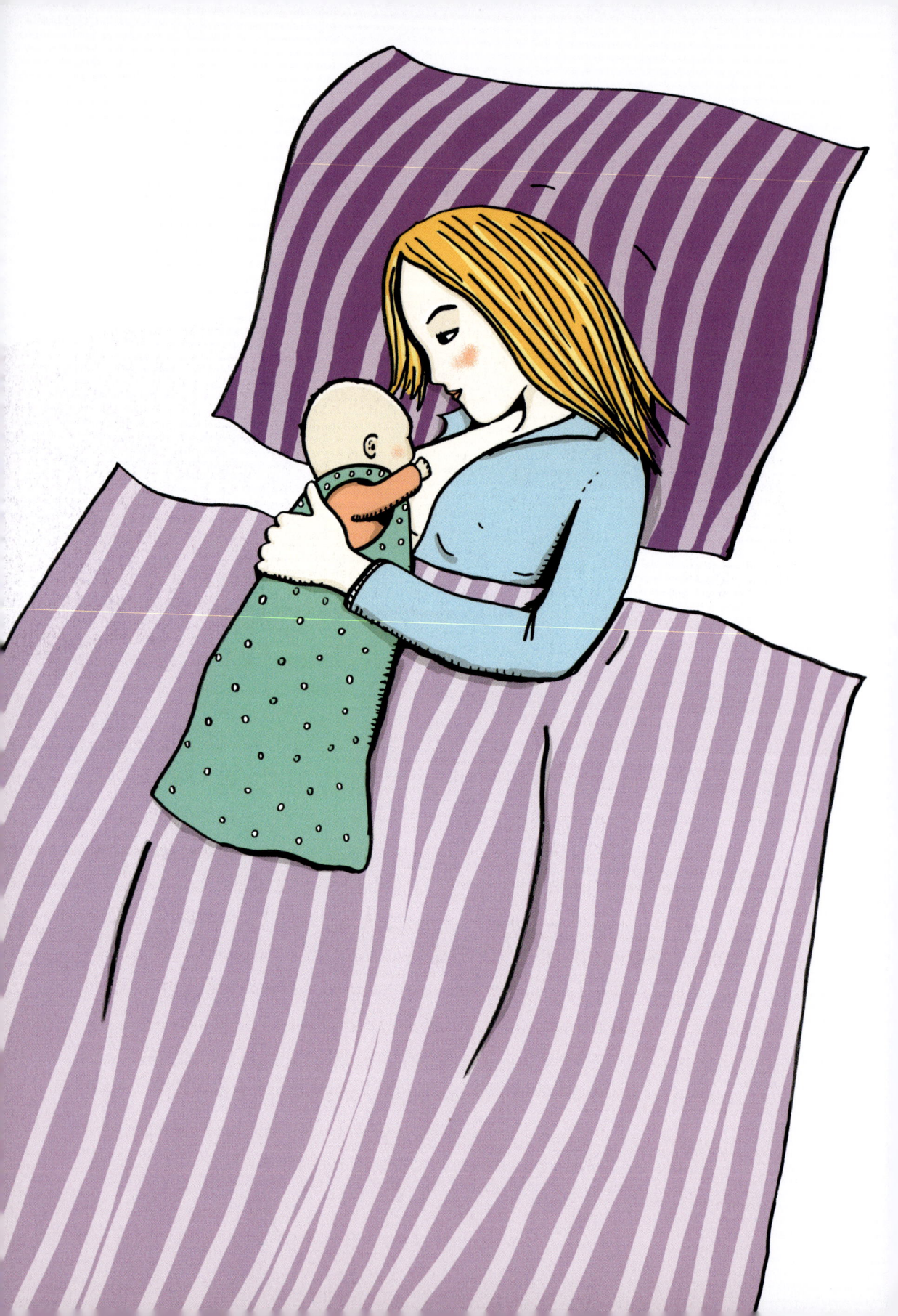

Mütterteil

Liebe Väter,
nun möchten wir Sie herzlich einladen, auf Seite 157 weiterzulesen – dort beginnt Ihr höchsteigener Teil mit allerhand erhellenden und sinnvollen Informationen. Speziell auf Neu-Papas zugeschnitten und von einem erfahrenen Dreifachvater abgesegnet. Oder ist Ihnen mehr nach pragmatisch geordneten Fakten? Die finden Sie ab Seite 51. Hier geht es nun mit den Mütterthemen weiter. Wenn es Sie also interessiert, welche Sitzbäder wir Ihrer Partnerin empfehlen – bitte sehr, dann bleiben Sie. Ansonsten treffen wir uns auf Seite 157 wieder!

Wir haben es eingangs bereits gesagt: Das Wochenbett ist für Sie wie für das Kind eine Phase des gemeinsamen Ankommens und Zurechtfindens. Mutter und Baby sollen sich in dieser ersten Zeit von den Anstrengungen der Geburt erholen. Sie haben also jegliches Recht, das Ganze ruhig anzugehen. In den ersten zehn Tagen, dem Frühwochenbett, ist es aufgrund der Rückbildungsprozesse in Ihrem Körper sogar notwendig und sinnvoll, möglichst viel zu liegen. Auch danach ist weiter Schonzeit angesagt. Ihre Psyche wird es Ihnen danken!

Die hormonelle Umstellung nach der Geburt macht Sie recht zartbesaitet. Ihr idealer Aufenthaltsort ist dann die »Familienhöhle«, in der Sie sich geborgen fühlen und am besten auch noch rundum umsorgt werden. Auf den kommenden Seiten finden Sie Tipps, wie es Ihnen gelingen kann, diesen Zustand mithilfe der Menschen, die Ihnen wichtig sind, herzustellen. Ihr Partner, Ihre Familie, Ihre engsten Freunde, Ihre Hebamme – im Wochenbett dürfen Sie bestimmen, wer Ihnen guttut und wer dazu beiträgt, dass Sie Ihre »Babyflitterwochen« in guter Erinnerung behalten.

Und wohlgemerkt: Wenn Sie gerade ausschließlich so etwas denken wie »Um Gottes Willen, da soll gar keiner außer uns sein, ich kann mir nicht vorstellen, dass ich in den ersten Tagen und Wochen außer der Hebamme irgendwen in unsere Wohnung lasse«, ist das auch völlig o.k.!

Geburtserlebnisse verarbeiten

Egal, wie intensiv Sie sich auf die Geburt vorbereitet haben – wahrscheinlich werden Sie erfahren, dass sich dieses große Ereignis nicht wirklich planen lässt. Natürlich gibt es beeinflussbare Faktoren, die eine unkomplizierte Geburt begünstigen. Zum Beispiel eine ruhige, entspannte Atmosphäre und eine kontinuierliche Unterstützung während der Geburt, wie sie zum Beispiel bei der Eins-zu-eins-Betreuung durch eine Beleghebamme gewährleistet wird. Doch selbst im optimalsten Setting kann eine Geburt anders verlaufen als erhofft. Vieles lässt sich eben *nicht* voraussehen! Und auch eine scheinbar ganz unkomplizierte und schöne Geburt ist ein großes Ereignis in Ihrem Leben, das Sie erst einmal verarbeiten müssen. Den Wunsch, über die Geburt zu sprechen, haben die meisten Eltern irgendwann im Laufe des Wochenbettes. Manchmal reicht der Austausch untereinander,

Geburtserlebnisse verarbeiten

oft bietet sich die Hebamme als Partnerin an, da sich dabei auch offene Fragen zur Geburt klären lassen.

Ideal ist ein Gespräch mit den Geburtshelfern, die die Geburt tatsächlich begleitet haben. Im Krankenhausalltag ist dies leider oft nicht umsetzbar. Wenn es Ihnen aber ein Bedürfnis ist, sollten Sie um einen Gesprächstermin bitten. Es ist wichtig, dass Sie Ihr Geburtserlebnis gut verarbeiten. Ein Gespräch mit den Beteiligten ist ein wesentlicher Schritt dahin. Sie haben auch das Recht, sich die schriftlichen Unterlagen zu Ihrer Geburt in Kopie aushändigen zu lassen. Das ist oft hilfreich, um den Geburtsverlauf mit der Wochenbetthebamme noch einmal durchgehen zu können.

Eine weitere Möglichkeit ist, dass Sie Ihren Partner bitten, die Geburt aus seiner Sicht aufzuschreiben. Schauen Sie, was für Sie persönlich passt, aber nehmen Sie sich genügend Raum dafür, gerade wenn die Geburt Sie im Nachhinein sehr beschäftigt.

Viele Dinge können bei einer Geburt geschehen: Manchmal muss nach vielen Wehenstunden ein eiliger Kaiserschnitt gemacht werden, oder Ihr Baby liegt erst einmal auf der Neonatologie statt in Ihren Armen. Eingriffe und Verletzungen unter der Geburt können traumatisch wirken. Für viele Frauen ist es besonders schlimm, wenn sie in Geburtsentscheidungen nicht einbezogen oder Notfallsituationen hinterher nicht angemessen besprochen werden.

Ohne eine Verarbeitung bleiben die einmal empfundene Angst und andere Belastungssymptome weiter bestehen, obwohl das Erlebte längst vorbei ist und das Kind sicher in Ihren Armen liegt. Väter haben die gleichen Gefühle nach kritischen Geburten, bei denen sie Angst um Mutter und Kind haben mussten (siehe Seite 160). Manchmal hilft das Sprechen darüber, manchmal braucht es etwas mehr. Ihre Hebamme kann Ihnen sagen, welche Möglichkeiten einer traumatherapeutischen Unterstützung es gibt. Scheuen Sie sich auch nicht davor, Hilfe in Anspruch zu nehmen, wenn Sie unangenehme Folgen des Geburtserlebnisses erst nach vielen Wochen oder Monaten spüren. Erlauben Sie sich, alle mit der Geburt verbundenen Gefühle herauszulassen. Tränen der Freude und Tränen der Trauer fließen manchmal dicht beieinander.

HEILBAD FÜR DIE SEELE

Die Hebamme Brigitte Renate Meissner hat ein heilsames Baderitual entwickelt, um traumatische Geburtserlebnisse auszugleichen. Das Ritual kann beliebig oft wiederholt werden (selbstverständlich auch nach dem Wochenbett).

Schaffen Sie eine warme und gemütliche Atmosphäre und legen Sie sich bequem mit freiem Oberkörper ins Bett. Ihr Mann oder Ihre Hebamme badet Ihr Baby direkt daneben in einer kleinen Wanne oder einem Badeeimer. Dann nehmen Sie Ihr warmes, nacktes und noch nasses Baby auf die Brust, zugedeckt von einem kuscheligen Handtuch. Vielleicht haben Sie Ihrem Kind etwas zu erzählen, vielleicht erzählt auch Ihr Kind. Das Heilbad kann Freude über das wundervolle Kind in Ihrem Arm freisetzen, aber auch Tränen um das Geburtserlebnis. Besprechen Sie mit Ihrem Partner und Ihrer Hebamme, was Sie in diesem Moment brauchen oder aufarbeiten möchten.

Literatur

Bloemeke, Viresha J.: Es war eine schwere Geburt, Kösel 2015
Sahib, Tanja: Es ist vorbei – ich weiß es nur noch nicht, BoD 2013
Meissner, Brigitte Renate: Emotionale Narben aus Schwangerschaft und Geburt auflösen, Meissner 2011

Ihr Körper nach der Geburt

In den neun Monaten der Schwangerschaft verändert sich Ihr Körper stark. Und nach der Geburt erleben Sie wieder ein ganz anderes Körpergefühl. Der Bauch ist in den ersten Tagen oft immer noch recht groß, aber er fühlt sich ungewohnt weich und irgendwie fremd an. Generell ist der gesamte Körper nun großen Veränderungen unterworfen, auf die wir im Folgenden detailliert eingehen.

Ihr Körper nach der Geburt

Kreislauf und hormonelle Umstellung

In den ersten Wochenbetttagen werden Sie sich vielleicht noch etwas instabil fühlen. Bei längerem Stehen kann Ihnen sogar schwindelig werden. Ihre Hebamme wird im Frühwochenbett Ihren Blutdruck kontrollieren, der dann meist etwas niedriger ist als zuvor. In jedem Fall können Sie im Liegen durch Anwinkeln und Strecken der Füße Ihren Kreislauf aktivieren. Wichtig ist es aber auch, darauf zu achten, dass kein zu hoher Blutdruck als eventuelles Symptom einer Präeklampsie (hypertensive Schwangerschaftserkrankung) übersehen wird, die nur selten einmal im Wochenbett auftritt.

Die Hormonumstellung, die im Wochenbett stattfindet, unterstützt zum einen die Rückbildungsvorgänge und setzt die Milchproduktion in Gang, sorgt aber auch für Stimmungsschwankungen und eine gewisse psychische Labilität. Neben dem Hormonspiegel ändert sich auch die Blutzusammensetzung. Wenn Sie viel Blut verloren haben, kann der Eisenspiegel niedriger sein als erwünscht, was sich durch Erschöpfung, starke Müdigkeit oder Schwindelgefühle bemerkbar macht.

Kaffee und schwarzer Tee behindern übrigens die Eisenaufnahme und sollten daher besser gemieden werden. Bei nachgewiesenem Eisenmangel vertragen viele Frauen Kräuterblutsaft besser als andere Eisenpräparate, die oft die Verdauung belasten. Besprechen Sie mit Ihrer Hebamme oder Ihrem Arzt, wann eine Kontrolle des Eisenspiegels im Blut und eine Ersatzgabe von Eisen (Substitution) angezeigt ist.

Wenn Sie den Verdacht haben, dass etwas mit Ihrer Schilddrüsenfunktion nicht stimmt, sollten Sie die Werte nach der Geburt kontrollieren lassen: Die richtige Dosierung Ihrer Medikamente ist unter anderem wichtig für die Muttermilchbildung.

Körperpflege

Durch die hormonelle Umstellung schwitzen die meisten Frauen vermehrt im Wochenbett. So werden auch in der Schwangerschaft entstandene Ödeme (Wassereinlagerungen im Gewebe) ausgeschwemmt. Ein großes Badetuch auf dem Laken verhindert, dass Sie ständig die Bettwäsche wechseln müssen. Ziehen Sie sich um, wenn Sie durchgeschwitzt sind, damit Sie keine Erkältung riskieren. Abends sollten Sie sich Wechselwäsche neben das Bett legen. Tragen Sie bequeme Kleidung aus natürlichen Materialien wie Baumwolle oder Wolle. Duschen können Sie, sobald Sie sich nach der Geburt vom Kreislauf her stabil fühlen.

Verzichten Sie zunächst auf stark parfümierte Duschgele und Körperlotionen. Ihr Baby mag Ihren Eigengeruch am liebsten und orientiert sich auch beim Stillen daran. Mit stark duftenden Deos oder Parfums sollten Sie ebenfalls zurückhaltend sein.

Sparen Sie beim Eincremen, wie bereits in der Schwangerschaft, die Brustwarzen aus. Die kleinen Drüsen auf dem Warzenhof (Montgomery-Drüsen) produzieren zur Pflege ein körpereigenes Sekret und sondern die besagten Duftstoffe ab, an denen sich Ihr Baby orientiert. Diese Funktion sollte durch Öle oder Cremes nicht beeinträchtigt werden.

Schwangerschaftsstreifen werden im Wochenbett nach und nach blasser und schmaler, breitere Streifen können allerdings als weißlich schimmernde Narben zurückbleiben. Die bräunliche Linie (Linea fusca) zwischen Schambein und Bauchnabel verblasst mit der Zeit ebenso wie alle anderen durch die Schwangerschaft stärker pigmentierten Bereiche, wie etwa Pigmentflecken, Sommersprossen oder die dunkleren Brustwarzen.

Durch die veränderte Hormonlage neigt die Haut nach der Geburt generell etwas zu Tro-ckenheit. Sie freut sich über eine gute Pflege. Da Zeit im Wochenbett etwas ist, was gemeinhin fehlt, verwenden viele Frauen Körperpflegeprodukte, die schnell in die Haut einziehen. Gönnen Sie sich trotzdem ab und zu ein ausgiebiges Einölen, zum Beispiel mit Ihrem Lieblingsöl aus der Schwangerschaft.

Wochenfluss

Wenn sich die Plazenta (Mutterkuchen) nach der Geburt des Kindes von der Gebärmutterwand gelöst hat und geboren ist, bleibt im Körperinneren eine Wundfläche zurück, die dann im Wochenbett heilt. Das abfließende Wundsekret heißt Wochenfluss oder Lochien. In den ersten Tagen ist die Blutung stärker als bei einer normalen Periode und kann größere Blutgerinnsel (Koagel) enthalten. Nach zwei bis drei Tagen wird die Blutung deutlich weniger, am Ende der ersten Wochen dann wässrig und etwas bräunlich. Der Wochenfluss nimmt insgesamt ab, er wirkt in der dritten Woche eher gelblich, um dann in der vierten Woche als weißlicher Ausfluss ganz zu versiegen. Oft ist der Verlauf aber auch ein wenig anders als beschrieben, und die Gesamtdauer ist bei jeder Frau individuell verschieden. Die Hebamme wird Sie anfangs täglich nach Ihrem Wochenfluss fragen und Sie bitten, sich bei Auffälligkeiten zu melden. Eine solche kann eine heftige Blutung ebenso wie ein plötzliches Stagnieren des Wochenflusses sein oder ein sehr unangenehmer Geruch. Plötzlich auftretendes Fieber kann ein Zeichen dafür sein, dass Sie sich eine Infektion zugezogen haben. Der Wochenfluss selbst ist nicht infektiös und somit auch kein Grund, auf ein Wannenbad in der Wochenbettzeit zu verzichten, wie noch oft behauptet wird. Allerdings ist er ein guter Nährboden für Keime. Wechseln Sie deshalb regelmäßig Ihre Vorlagen und waschen Sie sich die Hände mit Seife. Die meisten Frauen empfinden eine Spülung mit lauwarmem Wasser nach dem Toilettengang als sehr angenehm. Nutzen Sie zum Spülen ein vorhandenes Bidet, ansonsten stellen Sie sich einfach ein Gefäß zum Wasserschütten neben die Toilette.

Vermeiden Sie in den ersten Tagen Wannenbäder, vor allem, damit Sie nicht zu lange sitzen und die Naht einer Geburtsverletzung nicht zu sehr aufweicht. Bei Fieber oder einem auffällig unangenehm riechenden Wochenfluss verzichten Sie bitte ganz auf ein Vollbad, da diese Anzeichen auf eine Infektion hinweisen.

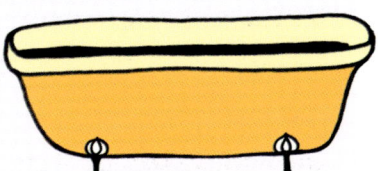

Verwenden Sie in der Zeit des Wochenflusses möglichst unparfümierte Flockenwindeln oder Damenbinden ohne Plastikfolie. Tampons sind in der Wochenbettzeit nicht empfehlenswert, da das Wundsekret damit nicht ungehindert abfließt. Für die ersten Tage empfiehlt es sich größere Vorlagen anzuschaffen, die Sie im Windelregal des Drogeriemarktes unter der Bezeichnung »Flockenwindeln« oder »Vlieswindeln« finden. In der Klinik bekommen Sie die Windeln vor Ort. Nach den ersten drei oder vier Tagen reichen meist kleinere Binden.

In der Klinik erhalten Sie meist sogenannte Netzhöschen, die nach Gebrauch weggeworfen werden. Für den Hausgebrauch besorgen Sie sich am besten einen Schwung etwas größerer, ganz einfacher und preiswerter Baumwollslips. Auf synthetische Fasern sollten Sie möglichst ganz verzichten.

Gebärmutterrückbildung

Unmittelbar nach der Geburt steht die Gebärmutter noch immer in Nabelhöhe und ist dort als feste Kugel spürbar. Die Nachwehen sorgen dafür, dass sie sich weiter zusammenzieht und jeden Tag kleiner wird. Schon nach zehn Tagen ist sie dann hinter dem Schambein verschwunden und von außen nicht mehr tastbar. Nach einem Kaiserschnitt verläuft dieser Prozess etwas anders, da zunächst die Gebärmutterwunde heilen muss. Ihre Hebamme wird den Rückbildungszustand täglich ertasten.

Die Nachwehen empfinden vor allem Frauen, die schon mehr als ein Kind geboren haben, oft als unangenehm. Es kann sinnvoll sein, diese Muskelkontraktionen genau wie Geburtswehen zu »veratmen«. Vor allem beim Stillen wird die Gebärmutter angeregt, sich zusammenzuziehen. Hilfreich sind dann eine Wärmflasche oder feuchtwarme Bauchwickel. Vergessen Sie nicht, regelmäßig auf die Toilette zu gehen, weil eine volle Blase die Beschwerden verstärken kann! Ein Tee aus Gänsefingerkraut und Kamille wirkt zusätzlich entkrampfend. Natürlich können Sie nach Rücksprache mit der Hebamme auch ein Schmerzmittel einnehmen. Das homöopathische Komplexmittel Spascupreel ist eine mögliche Option, ebenso wie der Einsatz von Akupunktur. Meist lassen die Nachwehen nach zwei oder drei Tagen deutlich nach.

Manchmal stagniert die Rückbildung der Gebärmutter allerdings auch – zum Beispiel, wenn die Wochenbettruhe durch Stress oder zu viel Besuch gestört wird. Sie können Ihre emotionale Situation mit Ihrer Hebamme besprechen, vielleicht bei einer wohltuenden Bauchmassage, die die Rückbildung ebenfalls fördert. Gehen Sie häufig auf die Toilette und nehmen Sie immer wieder einmal die Bauchlage im Bett ein, die Zone unter der Brust bequem mit einem weichen Kissen gepolstert. Hirtentäschel unterstützt ebenfalls die Rückbildung. Ihre Hebamme wird Ihnen sagen, ob diese Arznei für Sie als Tee oder in Tropfenform geeignet ist. Vielleicht empfiehlt Sie Ihnen auch ein Fußbad mit Senfmehl oder feuchtwarme Bauchwickel, um die Rückbildung voranzubringen.

Manchmal sind eine Ultraschalluntersuchung beim Frauenarzt sowie weitere medikamentöse Maßnahmen nötig. Per Ultraschall wird geklärt, ob ein Plazentarest in der Gebärmutter die Probleme bei der Rückbildung verursacht. Das kommt glücklicherweise aber eher selten vor.

Beckenboden und Bauchmuskulatur

Der Beckenboden hält und trägt und verschließt und lässt locker. Und das ein Leben lang! Trotzdem wird vielen Frauen dieser Bereich Ihres Körpers erst in der Schwangerschaft richtig bewusst – in einer Lebensphase, in der der Beckenboden stark beansprucht wird. Der Beckenboden besteht nicht nur aus drei Schichten Muskulatur, die das Becken nach unten

Ihr Körper nach der Geburt

abschließen, sondern auch aus stützenden Bindegewebsstrukturen und Bändern, die die Bauchorgane wie Blase, Darm und Gebärmutter im kleinen Becken an Ort und Stelle halten sollen. Diese komplexe Struktur hat in der Schwangerschaft, bei der Geburt und auch danach einiges zu leisten, wenn erst das wachsende Kind in der Gebärmutter die Beckenorgane verdrängt und dann die Bänder ihre maximale Dehnfähigkeit beweisen müssen. Nach der Geburt sind die Organe erst einmal recht haltlos. Es dauert seine Zeit, bis sich die überdehnten Bänder und das temporär instabile Stützgewebe wieder regeneriert haben. In den folgenden Monaten sollten Sie Ihren Beckenboden möglichst wenig belasten und ihn durch Übungen, aber auch ein beckenbodenfreundliches Alltagsverhalten (siehe Seite 132) stärken. In den ersten Tagen nach der Geburt geht es vor allem um Entlastung und Schonung.

HARNINKONTINENZ

Eventuell haben Sie nach der Geburt Probleme, den Urin zu halten. Manche Frauen kennen dieses Symptom einer Beckenbodenschwäche bereits aus der Schwangerschaft. Urin tritt dann zum Beispiel unfreiwillig beim Niesen, Husten oder Lachen aus, weil hier Druck auf den Beckenboden ausgeübt wird.

Meist lässt sich eine Inkontinenz mit gezieltem Beckenbodentraining beheben oder zumindest deutlich verbessern. Wenn die Beschwerden deutlich über zwei Wochen nach der Geburt anhalten, sollte eine weitere Abklärung und Behandlung erfolgen, vorzugsweise in einem Beckenbodenzentrum. Dies gilt auch für eine viel seltener vorkommende Stuhlinkontinenz.

Die Bauchmuskulatur ist im Frühwochenbett ebenfalls noch nicht wieder da, wo sie hingehört. Dadurch, dass die Gebärmutter mit dem Baby darin monatelang angewachsen ist, sind die Muskeln in der Mitte auseinandergewichen. Deshalb lässt sich nach der Geburt auch noch eine mehr oder weniger breite Lücke (Rektusdiastase) am mittleren

Bauch ertasten. Das Auseinanderweichen wird immer dann verstärkt, wenn Sie die gerade Bauchmuskulatur einsetzen – zum Beispiel, wenn Sie versuchen, sich aus der Rückenlage heraus gerade aufzurichten. Achten Sie also darauf, dass Sie wie in der Schwangerschaft grundsätzlich über die Seite aufstehen.

Mit Rückbildungsübungen kräftigen Sie zuerst Ihren Beckenboden und als Nächstes die schräge Bauchmuskulatur. Sämtliche Übungen für die gerade Bauchmuskulatur sind für die ersten Wochen und Monate nach einer Geburt ungeeignet. Ihr Bauch hat über viele Monate Ihr Baby geborgen wachsen lassen. Seien Sie geduldig und liebevoll mit ihm.

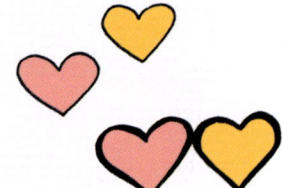

Funktion von Blase und Darm

Unmittelbar nach der Geburt nehmen Sie den Harndrang erst einmal nicht so deutlich wahr. Die Hebamme wird Sie noch im Kreißsaal daran erinnern, Ihre Blase zu entleeren, damit sich die Gebärmutter gut zusammenziehen kann.

In den kommenden Tagen kann Ihre Wahrnehmung, wie voll die Blase ist, weiter eingeschränkt sein. Deshalb sollten Sie regelmäßig alle zwei bis drei Stunden auf die Toilette gehen, selbst wenn Sie sich gar nicht danach fühlen. So vermeiden Sie, dass eine übervolle Blase die Rückbildung verzögert. Wenn der Urin auf der Toilette nicht gleich fließt, lassen Sie den Wasserhahn laufen. Das plätschernde Geräusch regt zum Wasserlassen an.

Leichte Schürfungen oder Geburtsverletzungen im Scheidenbereich können dazu führen, dass es beim Wasserlassen brennt. Stellen Sie sich einen Krug mit lauwarmem Wasser bereit und lassen Sie dieses beim Toilettengang über den Scheidenbereich laufen. Das verdünnt den Urin und reduziert so den Schmerz. Unmittelbar nach der Geburt ist es für viele Frauen am einfachsten, beim Duschen den Urin laufen zu lassen. Wenn Sie in der Schwangerschaft vermehrt Wassereinlagerungen (Ödeme) entwickelt haben, werden Sie im Wochenbett merken, dass diese außer durch stärkeres Schwitzen auch durch eine erhöhte Harnproduktion ausgeschwemmt werden.

Die meisten Frauen haben kurz vor der Geburt oder währenddessen Stuhlgang. Manchmal wird auch Abführmittel eingesetzt, um die Geburt anzuregen. In der Regel ist Ihr Darm also nach der Geburt leer, sodass es normal ist, wenn Sie ein paar Tage keinen Stuhlgang haben. Ungefähr bis zum dritten Tag des Wochenbettes sollte er aber möglichst wieder stattgefunden haben. Viele Frauen haben etwas Angst vor dem ersten Mal, vor allem, wenn der fragliche Bereich durch die Geburt verletzt, empfindlich oder schmerzhaft ist.

> ### DAMIT DER STUHL ENTSPANNT IN GANG KOMMT
> Ideal ist eine möglichst weiche Stuhlkonsistenz. Ausreichend Trinken hilft hier ebenso wie eine verdauungsfördernde Ernährung (siehe Seite 143). Nehmen Sie sich genug Zeit für den ersten Stuhlgang. Ihr Baby sollte gut versorgt sein, sodass Sie wirklich entspannen und loslassen können. Setzen Sie sich mit leicht gerundetem Rücken auf die Toilette. Ein starkes Pressen sollten Sie zur Schonung des Beckenbodens vermeiden. Wenn es Sie stört, dass der Beckenboden sich bei der Stuhlpassage etwas hervorwölbt, können Sie ihn mit einer toilettenpapierumwickelten Hand von außen etwas stützen. Das fühlt sich für viele Frauen angenehmer an, gerade bei Nähten in diesem Bereich. Aber auch ohne »Halten« kann nichts passieren. Wenn Sie unter Verstopfung leiden, können Sie mit Ihrer Hebamme geeignete Maßnahmen besprechen.

Hämorrhoiden

Hämorrhoiden sind von der Enddarmschleimhaut überzogene »Gefäßpolster«, die eigentlich dazu dienen, den After abzudichten. Bei einer Bindegewebsschwäche oder hohem Druck können sich diese Schwellkörper vergrößern und nach unten sinken. Dann sind sie vor dem Schließmuskel von außen sichtbar. In der Schwangerschaft bewirkt das Hormon Progesteron eine Auflockerung der Gefäße, was die Hämorrhoidenbildung ebenso fördern kann wie Verstopfungen, die bei Schwangeren häufiger auftreten. Zusätzlicher Druck entsteht in der Schwangerschaft durch die immer schwerer werdende Gebärmutter mit dem Baby darin.

Das Pressen bei der Geburt fördert die Entstehung von Hämorrhoiden. Meist verbessert sich die Situation in der Wochenbettzeit deutlich. Wenn die Hämorrhoiden jedoch Schmerzen und Juckreiz verursachen oder es zu Blutungen kommt (zum Beispiel beim Stuhlgang), ist es sinnvoll, dass Sie sie behandeln.

Kühlende Maßnahmen sorgen dafür, dass die Gefäße wieder enger werden und die Hämorrhoiden abschwellen. Kühlen Sie aber immer nur in Kühlschranktemperatur! Sehr angenehm sind Quarkkompressen: Hierfür geben Sie zwei Esslöffel kühlschrankkalten Quark auf ein Stück Küchenrollenpapier. Falten Sie das Küchenpapier so, dass der Quark beim Auflegen nicht direkt mit der Hämorrhoide in Kontakt kommt. Lassen Sie die Kompresse für zwanzig Minuten oder länger am After liegen. Sitzbäder mit Eichenrindenextrakt wirken ebenfalls juckreizstillend und zusammenziehend.

Bei Hämorrhoiden ist es besonders wichtig, dafür zu sorgen, dass der Stuhl weich ist. Fetthaltige Salben lindern außerdem den Reibungsschmerz. Eine Hämorrhoidensalbe, die Sie bereits in der Schwangerschaft verwendet haben, können Sie im Wochenbett ruhig weiterbenutzen. Salben mit Hamamelis wirken zusammenziehend, blutstillend und entzündungshemmend, fördern also insgesamt die Wundheilung. Es gibt auch Produkte, die zusätzlich Kortison oder ein Lokalanästhetikum enthalten. Diese sollten Sie aber nur nach Rücksprache mit Ihrer Hebamme oder Ihrem Arzt anwenden.

Das Trainieren Ihrer Beckenbodenmuskeln unterstützt übrigens auch die Rückbildung von Hämorrhoiden. Haben Sie bitte keine Scheu, Ihre Hebamme auf Ihre Beschwerden anzusprechen! Unter Hämorrhoiden leiden viel mehr Menschen, als Sie vielleicht denken. Sollten sich die Symptome innerhalb von zwei oder drei Wochen nach der Geburt nicht deutlich bessern, kann es eventuell auch ratsam sein, einen spezialisierten Arzt (Proktologen) aufzusuchen.

Geburtsverletzungen

Wahrscheinlich werden Sie nach der Geburt ein wundes Gefühl im Scheidenbereich haben. Auch ohne Riss oder Dammschnitt entstehen meistens kleine Schürfungen, während das Köpfchen des Babys die Scheide dehnt. Hinterher fühlt sich alles ein bisschen geschwollen an. Vielleicht ist bei der Geburt das Gewebe am Damm, in der Scheide oder an den Schamlippen auch gerissen. Je nachdem, wie ausgeprägt diese Verletzung ist, wird die Wunde nach der Geburt genäht. Auch ein Dammschnitt wird unter der Geburt mit einer Naht versorgt, damit sich das Gewebe wieder gut aneinanderlegt und möglichst problemlos verheilt. Das dafür verwendete Nahtmaterial löst sich in der Regel selbst auf. Wenn es aber nach der ersten Woche stört oder juckt, kann es sinnvoll sein, dass Ihre Hebamme die Fäden teilweise kürzt oder störende Knoten entfernt. Die Zeit, in der die selbstauflösenden Fäden vom Körper resorbiert werden, beträgt mehrere Wochen.

Ihre Hebamme wird den Heilungsverlauf Ihrer Geburtsverletzung im Wochenbett überwachen. Trauen Sie sich aber ruhig selbst einmal, einen Blick darauf zu werfen. Die meisten Mütter sind beim Blick in den Spiegel überrascht, wie schnell alles wieder »normal« aussieht, obwohl sich der Bereich noch recht wund, vielleicht auch etwas taub und fremd anfühlt. Wundern Sie sich nicht über eventuelle blauviolette, später gelblich grüne Verfärbungen: Das sind blaue Flecken (Hämatome), die bei der Geburt entstanden sind. Alternativ können Sie sich selbst abtasten, vielleicht zusammen mit Ihrer Hebamme, wenn diese auf Ihre Geburtsverletzung schaut. Sie kann Ihnen alle Fragen beantworten und den Heilungsverlauf erklären.

Wahrscheinlich wird es Ihnen ohnehin ein Bedürfnis sein, sich zu schonen. Aber auch wenn Sie keine Beschwerden haben, sollten Sie für viel Entlastung sorgen. Beim Stehen und vor allem beim Sitzen wird immer Druck ausgeübt, folglich ist Liegen die günstigste Position für Sie. Wenn Sie doch unbedingt sitzen müssen, hilft ein sehr weiches Kissen, den Druck zu mindern. Die früher oft empfohlenen Schwimmringe als Sitzhilfe sind nicht sinnvoll, weil sie den Beckenboden ungünstig belasten. Am besten bleiben Sie einfach in Ihrem gemütlichen Wochenbett liegen.

In den ersten Tagen kann eine kalte Kompresse den Wundschmerz lindern. Sie sollte allerdings nicht zu kühl sein, damit die Durchblutung nicht zu sehr reduziert wird. Stecken Sie die Kühlkompresse lieber in eine Hülle, zum Beispiel in einen Einmalwaschhandschuh. Zum Abschwellen der Naht oder von Hämatomen im Wundbereich sind Arnika-Auflagen hilfreich. Diese gibt es auch als fertiges Wundtuch (zum Beispiel von Wala).

Viele Frauen empfinden nach der ersten Wundheilungsphase, also nach etwa fünf Tagen, ein Sitzbad als sehr wohltuend. Vorher sollten Sie besser darauf verzichten, zum einen, weil Sie nicht längere Zeit auf der Naht sitzen sollten und zum anderen, weil das Nahtmaterial dann zu sehr aufweicht. Die Sitzbäder können zur Unterstützung der Wundheilung einen Zusatz aus Eichenrindenextrakt oder Calendulasessenz enthalten. Bei stärkeren Beschwerden kann auch ein Schmerzmittel angebracht sein. Besprechen Sie mit Ihrer Hebamme, welche Medikamente zur Schmerzlinderung und Förderung der Wundheilung für Sie infrage kommen.

Kaiserschnitt

Wenn Ihr Baby mit einem Kaiserschnitt (Sectio caesarea) auf die Welt gekommen ist, war dieser vielleicht schon länger geplant und Sie hatten Zeit, sich darauf vorzubereiten. Vielleicht kam die Operation für Sie und Ihr Kind aber auch ganz unerwartet. Dementsprechend kann es für Sie etwas schwerer sein, die Geburt zu verarbeiten. Obwohl Sie sicher froh sind, dass es Ihnen und Ihrem Kind gesundheitlich gut geht, und der Kaiserschnitt wahrscheinlich eine kritische Situation gerettet hat, dürfen Sie Trauer darüber empfinden, dass Ihre Geburt so ganz anders verlaufen ist als erhofft. Alle Gefühle, die Sie haben, sind berechtigt und sollten genug Raum zur Verarbeitung bekommen.

NICHT NUR EIN KLEINER EINGRIFF

Ein Kaiserschnitt ist auf keinen Fall die »leichtere Geburt«. Sie haben eine große Bauch-OP auf sich genommen, um Ihr Kind zur Welt zu bringen. Sie dürfen auf Ihre Geburt genauso stolz sein wie jede andere Mutter. Geben Sie sich aber bitte ein bisschen mehr Zeit im Wochenbett, damit alles gut heilen kann. Bedenken Sie, wie sehr man sich normalerweise schon nach viel kleineren Operationen schont, zum Beispiel nach der Entfernung des Blinddarmes. Und Sie sorgen in der postoperativen Erholungsphase gleichzeitig für Ihr Baby! Deshalb ist es besonders wichtig, dass Sie alles Mögliche abgeben, um sich zu erholen. Auch wenn Mütter heute recht früh – oft schon vier bis fünf Tage nach einem Kaiserschnitt – aus dem Krankenhaus entlassen werden, heißt das nicht, dass Sie zu diesem Zeitpunkt schon wieder »topfit« sein müssen.

Sprechen Sie mit Ihrem Partner oder Ihrer Hebamme über das, was Sie bewegt. Sprechen Sie auch ruhig mit Ihrem Baby darüber, denn schließlich haben Sie beide das Ganze gemeinsam erlebt und geschafft.

Direkt nach dem Kaiserschnitt überwacht die Klinik Ihren Kreislauf, Ihre Ausscheidungen, die Blutung und die Gebärmutterrückbildung. Infusionen sorgen für Flüssigkeit, meist mit einem Medikament darin, damit sich die Gebärmutter noch leichter zusammenziehen kann. Zumindest am ersten Tag nach der Operation benötigen alle Kaiserschnitt-Mütter ein Schmerzmittel (Analgetikum). Wichtig ist, dass Sie so viel davon bekommen, dass die Dosis wirklich für Sie ausreicht. Nur so können Sie Ihr Baby wirklich genießen. Außerdem bewegen Sie sich durch das Stillen und Kuscheln mit Ihrem Kind viel mehr, als es nach einer anderen großen Bauchoperation der Fall wäre. Welches Schmerzmittel Sie in den folgenden Tagen benötigen, wird in der Klinik individuell mit Ihnen besprochen.

Da eine Operation immer ein erhöhtes Thromboserisiko (Gefäßverschluss durch Blutgerinnsel) birgt, bekommen Sie einige Tage lang eine Heparin-Injektion zur Verzögerung der Blutgerinnung. Zusätzlich werden Sie schon am ersten Tag nach der OP mobilisiert: Das heißt, dass Sie mit Unterstützung aus dem Bett aufstehen und ein paar Schritte laufen. Meist werden dann auch der Dauerkatheter und der Venenzugang entfernt. Durch den Katheter kann Ihre Harnröhre etwas gereizt sein. Das äußert sich in einem leichten Brennen, das meistens aber schnell wieder abklingt.

Alle Bewegungen, bei denen Sie Ihre Bauchmuskulatur einsetzen, können den Schmerz im Wundbereich verstärken. Stehen Sie deshalb konsequent über die Seite auf. Eine Rolle unter den Knien entlastet beim Liegen. Beim Husten oder Niesen hilft es, wenn Sie den Bauch mit den Händen stützen und den Kopf dabei zur Seite drehen. Es ist sehr unterschiedlich, wie schnell Mütter nach einem Kaiserschnitt wieder schmerzfrei beweglich sind. Konzentrieren Sie sich nur darauf, was für Sie persönlich möglich ist, und nicht, was Ihre Bettnachbarin in der Klinik schon alles kann.

Nach einem Kaiserschnitt ist das Wiedereinsetzen der Darmtätigkeit oft recht unangenehm. Die meisten Frauen haben nach der Operation einen stark geblähten Bauch. Lindernd wirkt da ein Tee mit Fenchel und Kümmel. Achten Sie auch darauf, dass Sie einen möglichst weichen Stuhlgang haben (siehe Seite 23). Manchmal ist auch ein Abführmittel erforderlich. Besprechen Sie mit dem Klinikpersonal oder Ihrer Hebamme, welches für Sie passend ist.

NARBEN-FAKTEN

Ihre Narbe wird nach der Operation für ein bis zwei Tage mit einem sterilen Wundverband abgedeckt. Danach wird er entfernt, weil die Wunde an der Luft besser heilt. In den ersten Tagen wirkt die Narbe meist etwas geschwollen. Manchmal sind auch blauviolette Blutergüsse (Hämatome) zu sehen, die in den nächsten Tagen kleiner und grünlich-gelblich werden. Die Narbe ist mit Klammern oder Fäden verschlossen, die meist am fünften Tag entfernt werden. Zu Hause übernimmt dies Ihre Hebamme. Manchmal dient auch ein selbstauflösender Faden als Nahtmaterial. Die Hebamme wird sich Ihre Naht täglich ansehen, um den Heilungsverlauf zu überwachen. Sie weiß Rat bei klaffenden Wundrändern, Schwellungen oder Blutungen im Bereich der Narbe. Kaiserschnittnarben heilen meist unkompliziert. Trotzdem kann es sein, dass Sie über längere Zeit im ehemaligen Wundbereich noch ein Taubheitsgefühl haben. Dies ist dadurch bedingt, dass bei der Operation auch kleinere Hautnerven durchtrennt werden. Bei länger anhaltenden Beschwerden kommt für Sie vielleicht die naturheilkundliche Methode der Narbenentstörung durch Akupunktur oder Kinesio-Taping infrage. Sobald die Naht schmerzfrei ist, können Sie mit der Narbenpflege beginnen. Diese unterstützt die Wundheilung, indem sie die Durchblutung anregt. Massieren Sie den Narbenbereich sanft mit Johanniskrautöl – es wirkt entzündungshemmend und abschwellend.

Literatur

de Jong, Theresia Maria / Kemmler, Gabriele: Kaiserschnitt – wie Narben an Bauch und Seele heilen können, Kösel 2003

Oblasser, Caroline / Ebner, Ulrike: Der Kaiserschnitt hat kein Gesicht, edition riedenburg 2007

Taschner, Ute / Scheck, Kathrin: Meine Wunschgeburt. Selbstbestimmt gebären nach Kaiserschnitt, edition riedenburg 2012

Brust und Stillen

Ihre Brust verdient besondere Aufmerksamkeit, weil das Thema Stillen im Wochenbett zentral ist. Alle wichtigen Fakten, die ihr Baby betreffen, sowie praktische Tipps zum richtigen Anlegen und zu günstigen Anlegepositionen finden Sie ab Seite 98. Alles, was Ihren Körper und das Stillen angeht, beleuchten wir hier.

Wahrscheinlich haben Sie sich schon im Laufe der Schwangerschaft Gedanken darüber gemacht, ob Sie Ihr Kind stillen möchten. Ihr Körper hat sich jedenfalls seit den ersten Schwangerschaftswochen darauf vorbereitet. Das Wachstum des Brustdrüsengewebes und das damit verbundene Größerwerden sowie eine Empfindlichkeit der Brust werden oft als erste Zeichen einer Schwangerschaft wahrgenommen.

Egal, wie Sie sich später entscheiden: Ihr Körper geht immer davon aus, dass Sie Ihr Baby stillen werden. Darum verändert letztlich nicht das Stillen, sondern vor allem die Schwangerschaft und natürlich der ganz normale Alterungsprozess das Aussehen der Brust. Ihre genetisch festgelegte Brustform wird nach dem Abstillen wieder erreicht, wenn sich das Drüsengewebe nach und nach abgebaut und das Fettgewebe wieder aufgebaut hat. Eine gravierende Gewichtsveränderung kann das Aussehen der Brust auch noch mitbestimmen.

Veränderung der Brust

In den ersten Wochen des Wochenbettes wird Ihnen Ihre Brust wahrscheinlich ungewöhnlich groß und prall erscheinen. Viele Frauen sind verunsichert, wenn sie nach ein paar Wochen oder Monaten wieder eine weichere und kleinere Brust haben. Oft ist damit die Sorge verbunden, dass die Milch nun nicht mehr reiche. Es ist jedoch ganz normal, dass sich die Brust irgendwann wieder »wie früher« anfühlt, obwohl sie noch jeden Tag Höchstleistungen vollbringt und Milch bildet. Nebenbei ist es ganz angenehm, wenn das pralle Gefühl der ersten Zeit wieder nachlässt und sich alles wieder ganz entspannt anfühlt.

Die Brustwarze (Mamille) wird nach der Geburt etwas größer und dunkler. Auf Seite 18 finden Sie alles, was hier bei der Körperpflege zu beachten ist. Das beste Pflegeprodukt für die Mamille ist übrigens Ihre eigene Muttermilch. Lassen Sie deshalb nach dem Stillen das Muttermilch-Babyspeichel-Gemisch einfach antrocknen. »Lufttrocknen« tut Ihrer Brust jetzt generell gut. Verzichten Sie in den ersten Tagen zunächst noch auf Stilleinlagen.

Wenn die Milch stark ausfließt, können Sie eine Mullwindel locker auf die Brüste legen. Als zusätzliche Pflege empfiehlt sich reines Wollfett (Lanolin). Milchpumpenhersteller wie Medela oder Lansinoh haben gute hochgereinigte Wollfettprodukte im Angebot, die Sie in der Apotheke oder im Drogeriemarkt erwerben können. Wenn Sie Ihre Tube im Laufe der Stillzeit nicht aufbrauchen, eignet sich Lanolin auch wunderbar zur Lippenpflege.

Still-BH und Stilleinlagen

Da sich in der Schwangerschaft und in den ersten Stilltagen noch nicht sagen lässt, welche BH-Größe Sie zukünftig haben werden, kaufen Sie anfangs am besten einen preiswerten und größenverstellbaren Still-BH, wie es ihn in Drogeriemärkten gibt, oder Sie übernehmen das Modell einer Freundin. Wenn Sie später im Wochenbett ein Gefühl für Ihre Brustgröße entwickelt haben, können Sie sich immer noch einen hochwertigen Still-BH gönnen. Bustiers passen sich übrigens meist besser an als Bügel-BHs. Letztere klemmen zudem eher einmal einen Milchgang ab. Alternativ ist ein Stilltop sehr praktisch, weil es der Brust nur ein bisschen Halt gibt und sich ansonsten wie ein normales Unterhemd anfühlt.

Stilleinlagen haben die Aufgabe, Muttermilch, die zwischen den Stillmahlzeiten oder an der gerade nicht gestillten Seite austritt, aufzufangen. Manche Frauen brauchen gar keine, weil dies bei ihnen nicht passiert. In den ersten Tagen nach der Geburt sollten Sie zum Wohle Ihrer Brustwarzen auf jeden Fall auf Stilleinlagen verzichten. Später können Sie sich dann zwischen Einweg- und Mehrwegeinlagen entscheiden. Die wegwerfbaren Stilleinlagen bestehen aus einem saugfähigen Material oder haben einen Kern, der Flüssigkeit aufnehmen kann. Als Wegwerfprodukte sind sie natürlich nicht besonders nachhaltig. Viele Frauen schätzen aber ihr hohes Saugvermögen und die meist etwas kleinere, unauffällige Form.

Waschbare und damit wiederverwendbare Stilleinlagen bestehen aus natürlichen Materialien wie Baumwolle, Wolle oder auch einem Gemisch aus Wolle und Seide. Die Wolle-Seide-Variante empfinden viele Frauen bei gereizten Brustwarzen als wohltuend. Die Firma Elanee bietet sogar Stilleinlagen mit einem Silbergarn-Anteil an, das kühlend und antibakteriell wirkt – besonders hilfreich bei wunden oder verletzten Brustwarzen. Wenn Sie sich für Mehrwegstilleinlagen entscheiden, benötigen Sie ungefähr sechs Paar davon, um regelmäßig wechseln und waschen zu können.

Stillen nach Bedarf

Stillen nach Bedarf heißt, dass Sie sich nach den Stillzeichen Ihres Kindes richten, aber eben auch, dass *Ihr* Bedarf eine Rolle spielt. Wenn Ihre Brust sehr voll ist und spannt, dürfen Sie Ihr schlummerndes Baby zum Beispiel im Halbschlaf anlegen, damit es Ihnen durchs Stillen Erleichterung verschafft. Oder Sie dürfen Ihrem Kind einmal »außer der Reihe« die Brust anbieten, wenn Sie wissen, dass Sie anschließend allein aus dem Haus gehen werden.

In der Klinik werden Sie meist dazu aufgefordert, in den ersten Tagen ein Stillprotokoll zu führen. Das ist bei einem problemlosen Stillverlauf eigentlich gar nicht nötig. Sie können diese Tabelle zu Hause nach Belieben weiterführen, müssen es aber auf keinen Fall. Das gute Gedeihen Ihres Kindes erkennen Sie eher an gesundheitlichen Faktoren (siehe Seite 81) als an der täglichen Strichliste.

EINE KÜHLE BRUST BEWAHREN

- ☑ mit Quark: Streichen Sie kühlschrankkalten Quark messerdick auf ein Küchenpapier, das Sie dann einmal umschlagen. Die so entstandene Kompresse legen Sie sich dann für 15 bis 20 Minuten auf die Brust (dabei die Brustwarzen aussparen).
- ☑ mit Weißkohl: Plätten Sie ein kühlschrankkaltes Kohlblatt (Bio-Qualität!) mit einem Nudelholz oder einer Flasche und legen Sie es sich auf die Brust. Schneiden Sie vorher ein Loch für die Brustwarze hinein. Behalten Sie die Kohlauflage so lange auf der Brust, wie es für Sie angenehm ist.
- ☑ mit einer (Behelfs-) Kompresse: schnelle Hilfe liefert ein Beutel tiefgekühlter Erbsen, den Sie in ein Handtuch wickeln. Mittlerweile gibt es von der Firma Lansinoh auch »Thermoperlen-Kompressen« für warme und kalte Anwendungen in einer der Brust angepassten Form.

Milcheinschuss

Das frühe und häufige Anlegen in den ersten Tagen nach der Geburt kurbelt die Milchbildung an. Zwischen dem dritten und dem vierten Tag nach der Geburt kommt es dann meist zum Milcheinschuss, auch »initiale Brustdrüsenschwellung« genannt. Aber keine Sorge: Hier wird nicht mit Milch geschossen – vielmehr wird Ihre Brust durch die verstärkte Durchblutung und einen stärkeren Lymphfluss prall und gespannt. Der Körper stellt die Milchproduktion um: von der ersten Milch (Kolostrum), die besonders viele Abwehrstoffe und Eiweiß enthielt, auf die fetthaltigere »reife Frauenmilch«. Beim Milcheinschuss ist es wichtig, dass Sie Ihr Baby häufig anlegen, damit sich die Beschwerden im Rahmen halten. Dennoch kann die Brust rot werden und schmerzen. Zusätzliches Kühlen nach dem Stillen tut jetzt gut.

Wärme ist vor dem Stillen angenehm und fördert zudem den Milchfluss. Um diesen anzuregen, können Sie sich einen warmen, feuchten Waschlappen auf die Brust legen oder die Brust warm abduschen.

Der Milcheinschuss hat erst einmal nichts mit einem Milchstau oder einer Brustentzündung zu tun, die im Laufe der Stillzeit auftreten können. Er kann sich jedoch bei einem schlechten Stillmanagement dazu entwickeln. Wichtig ist, dass Sie sich in diesen für Sie nicht nur körperlich anstrengenden Tagen viel ausruhen. Leider kollidiert das oft mit einer Klinikentlassung am dritten Tag. Eventuell ist es also sinnvoll, schon einen Tag früher oder auch später nach Hause zu gehen. Für Besuch ist der Zeitpunkt des Milcheinschusses denkbar ungünstig.

Brustmassage und Handentleerung

Eine Brustmassage bietet sich an, um den Milchfluss anzuregen oder um einer gestauten Brust Linderung zu verschaffen. Bitte denken Sie bei dem Wort »Massage« nicht an kraftvolle oder knetende Bewegungen – eine Brustmassage sollte immer sanft und angenehm sein. Kurz gesagt: Seien Sie nett zu Ihrer Brust! Schon allein durch die Berührung der Haut wird mehr von dem Hormon Oxytocin gebildet, und dieses wiederum lässt die Milch fließen. Bewährt hat sich eine Technik, die nach ihrer Erfinderin Chele Marmet benannt wurde. Hierbei wird das Brustdrüsengewebe gelockert und die Milchgänge öffnen sich. Um eine Brust mit der Hand zu entleeren, nehmen Sie sie im C-Griff zwischen Daumen und Zeigefinger. Die Finger liegen gute zwei Zentimeter hinter der Brustwarze auf und drücken zunächst Richtung Brustkorb, um dann eine abrollende Bewegung in Richtung Brustwarze zu machen. Legen Sie bei dieser Variante die Finger an verschiedenen Stellen rund um Ihre Brustwarze auf, damit Sie das ganze Drüsengewebe »entleeren«.

Denken Sie daran, dass die Milch wirklich nur sanft ausgestrichen werden soll und *nicht irgendwie herausgequetscht*. Jegliche schmerzhafte Berührung der Brust sollten Sie vermeiden. Deshalb ist es auch definitiv am günstigsten, die Massage selbst durchzuführen.

BRUSTMASSAGE NACH MARMET

Sie können Ihre Brüste nacheinander oder auch gleichzeitig massieren. Setzen Sie zwei oder drei Fingerspitzen am Brustansatz auf die Haut und massieren Sie die Stelle kreisförmig mit ganz sanften Druck. Nach ein paar Sekunden setzen Sie ein kleines Stück weiter an und massieren die nächste Stelle. So wandern Sie spiralförmig immer weiter in Richtung Brustwarze. Im Inneren der »Spirale« reicht es vielleicht, wenn Sie nur mit einer Fingerkuppe massieren. Verhärtete Stellen können Sie gerne etwas ausgiebiger behandeln.

Anschließend streichen Sie mit der Handfläche vom Brustansatz bis zur Brustwarze und darüber hinaus. Wiederholen Sie dies auf allen Seiten der Brust. Anschließend beugen Sie den Oberkörper nach vorn und schütteln die Brust locker mit der Hand aus (»Milchshake«). Jetzt ist Ihre Brust gut auf das anschließende Stillen, Abpumpen oder die Entleerung per Hand vorbereitet.

Beschwerden und Brustprobleme beim Stillen

Milchstau

Ein Milchstau kann durch zu seltenes oder zu kurzes Anlegen entstehen. Auch ein zu enger Träger eines Still-BHs übt manchmal Druck auf die Brust aus, was dann zum

Milchstau führt. Achten Sie auch bei Ihrer Tragehilfe (siehe Seite 110) darauf, dass sie komfortabel sitzt. Ihre Brust darf überhaupt nicht gequetscht oder abgeschnürt werden. Manchmal verhindert auch ein kleiner Talgpropfen im Milchgang, dass die Muttermilch richtig abfließen kann.

Die wohl häufigste Ursache für einen Milchstau ist aber Stress in der Stillzeit. Gerade im Wochenbett sind Sie besonders anfällig dafür. Das bei Stress ausgeschüttete Hormon Adrenalin blockiert dann das Stillhormon Oxytocin. Gründe für Stress im Wochenbett gibt es viele: Sorge ums Kind, Konflikte in der Partnerschaft, ein unangenehmer Besuch oder die Tatsache, dass Sie sich bereits jetzt viel zu viel zumuten. Denken Sie daran, wenn Sie merken, dass Sie sich gerade überfordern. Manchmal scheint es, als zöge der Körper durch den Milchstau eine Art Notbremse, damit die erforderliche Bettruhe »zwangsweise« eingehalten wird.

Der Milchstau verursacht Schmerzen in der Brust – oft ist die betroffene Stelle gerötet und hart –, als Steigerung aber auch Fieber und Schüttelfrost. Da dann meist Kopf- und Gliederschmerzen dazukommen, denken viele Mütter zuerst an einen beginnenden grippalen Infekt und nicht an einen Milchstau.

Bei Fieber im Wochenbett sollten Sie sich immer bei Ihrer Hebamme melden. Sie wird überprüfen, ob Ihre Temperatur von einem Problem mit der Brust oder mit der Rückbildung herrührt. Sicher wird sie Ihnen eindringlich Bettruhe und sofortige Entlastung verordnen, damit der fiebrige Milchstau nicht in eine sehr unangenehme und oft langwierige Brustentzündung (Mastitis) übergeht.

Behandlung eines Milchstaus und einer Brustentzündung (Mastitis)

Neben der Bettruhe ist ein häufiges Anlegen in verschiedenen Stillpositionen (siehe Seite 101) die wichtigste Maßnahme bei einem Milchstau. Legen Sie Ihr Baby so an, dass sein Kinn in Richtung der gestauten Stelle zeigt, da die Stelle beim Stillen so am besten massiert wird. Sehr effektiv ist auch das Stillen in Knie-Ellenbogen-Lage, bei dem Sie sich mit dem Oberkörper über Ihr auf dem Rücken liegendes Kind beugen.

Die Wärme- und Kältebehandlungen, die beim Milcheinschuss guttun (siehe Seite 31 f.), bewähren sich auch bei einem Milchstau. Massieren Sie Ihre Brust sanft wie auf Seite 33 (Brustmassage nach Marmet) beschrieben. Versuchen Sie aber niemals, den Milchstau »auszudrücken«. Ein Quetschen kann das Brustdrüsengewebe beschädigen und den Stau sogar noch verstärken.

Wenn sich Ihr Kind gar nicht zu häufigerem Stillen motivieren lässt, ist eventuell auch Abpumpen (siehe Seite 109) sinnvoll – ein Mal oder mehrfach, aber immer nur so lange, bis sich die Brust etwas erleichtert anfühlt. Sie können die Brust auch von Hand entleeren (siehe Seite 32 f.). An erster Stelle sollte jedoch immer das Anlegen Ihres Kindes stehen.

Hat sich die Situation 24 Stunden nach diesen Maßnahmen nicht deutlich gebessert und ist das Fieber vielleicht auch noch gestiegen, könnte sich eine Brustentzündung (Mastitis) entwickelt haben. In der Regel muss diese mit einem stillverträglichen Antibiotikum behandelt werden. Ganz selten kann sich bei einer Mastitis auch ein Abszess bilden, bei dem sich Eiter in der Brust ansammelt. Eine richtige Brustentzündung sowie ein Abszess gehören immer in ärztliche Behandlung.

Die für den Milchstau aufgezählten Behandlungen sind auch bei einer Brustentzündung förderlich. Eventuell brauchen Sie zusätzlich ein stillverträgliches Schmerzmittel. Weder eine Brustentzündung noch ein Abszess sind aber ein grundsätzlicher Abstillgrund. Im Gegenteil, es wäre sogar sehr ungünstig, gerade in dieser Situation abzustillen. Nur eine beidseitig auftretende Brustentzündung, die sehr selten auftritt, kann eine Stillpause erforderlich machen. Die Pause lässt sich mit Abpumpen überbrücken.

Holen Sie immer eine zweite Meinung ein, wenn ein Arzt Ihnen bei einer Brusterkrankung zum Abstillen rät. Es gibt unter dem medizinischen Fachpersonal auch Ärzte, die die Zusatzqualifikation »Still-und Laktationsberater(in) IBCLC« haben (siehe Seite 36). Diese werden Sie adäquat und basierend auf aktuellem Stillwissen beraten.

Brustwarzenprobleme

Eine Brustentzündung kann auch von einer wunden Brustwarze herrühren. An erster Stelle gilt es natürlich, Verletzungen der Brust ganz zu vermeiden. Durch Wunden können Krankheitserreger schneller eindringen. Darum ist eine gute Hygiene eine der wichtigsten Maßnahmen. Zu Hause heißt das für Sie vor allem: gründliches Händewaschen und regelmäßiges Wechseln der Stilleinlagen. Eine gewisse Empfindlichkeit der Brustwarzen in den ersten Stilltagen ist durchaus normal, Schmerzen sind es aber definitiv nicht. Dann sollte die Ursache schnellstmöglich gefunden werden.

Oft hapert es am Anlegen: Wenn das Baby die Brustwarze nicht gut erfasst, liegt sie nicht am vorgesehenen Punkt im Babymund und wird so unnötig strapaziert. (Details zum richtigen Anlegen erfahren Sie ab Seite 101.) Manchmal verursacht auch ein zu kurzes Zungenbändchen des Kindes schmerzende Brustwarzen.

Ein andere Ursache könnte eine von außen nicht immer sichtbare Pilzerkrankung (Soor) sein, die meist eine medikamentöse Behandlung erfordert. Auch das Raynaud-Syndrom, bei dem ein Gefäßkrampf für eine Minderdurchblutung der Brustwarze sorgt, verursacht Schmerzen. Ein Warmhalten der Brustwarze kann das Auftreten der Raynaud-Beschwerden reduzieren. Weitere therapeutische Maßnahmen besprechen Sie bitte mit Ihrer Hebamme. Gründe für wunde Brustwarzen gibt es viele, aber Sie müssen nicht allein Detektiv spielen. Wenden Sie sich an Ihre Hebamme, wenn Sie das Stillen als sehr unangenehm oder

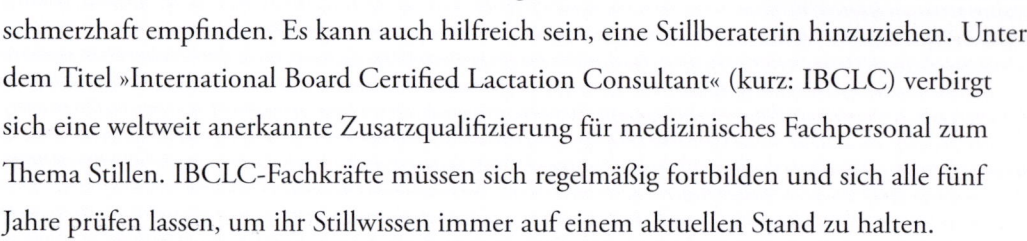

schmerzhaft empfinden. Es kann auch hilfreich sein, eine Stillberaterin hinzuziehen. Unter dem Titel »International Board Certified Lactation Consultant« (kurz: IBCLC) verbirgt sich eine weltweit anerkannte Zusatzqualifizierung für medizinisches Fachpersonal zum Thema Stillen. IBCLC-Fachkräfte müssen sich regelmäßig fortbilden und sich alle fünf Jahre prüfen lassen, um ihr Stillwissen immer auf einem aktuellen Stand zu halten.

Wenn die Brustwarzen bereits wund sind und vielleicht sogar schon richtige Risse (Rhagaden) haben, sollten Sie herausfinden, woher das kommt, und außerdem die Wundheilung fördern. Lassen Sie die Muttermilch nach dem Stillen antrocknen und »lüften« Sie die Brustwarzen danach noch für längere Zeit unbedeckt. Zur Pflege können Sie weiter Lanolin (Wollfett) nehmen. Achten Sie aber sorgfältig auf einen hygienischen Umgang mit der Salbentube. Zur Wundheilung haben sich Hydrogel-Pads (zum Beispiel von Medela) bewährt, die den feuchten Heilungsprozess unterstützen.

Stillen Sie immer zuerst auf der weniger schmerzhaften Seite – auch, um schon einmal den Milchfluss anzuregen. Meist ist das anfängliche Saugen an der zweiten Brust dann etwas weniger intensiv. Lassen Sie sich von Ihrer Hebamme die asymmetrische Anlegetechnik zeigen, bei der die Brustwarze weniger gereizt wird. Mehrmals am Tag wechselnde Stillpositionen sorgen dafür, dass die Brustwarze nicht zu einseitig belastet wird.

Der wichtigste Heilungsschritt ist aber, die Ursache für Ihre Schmerzen zu finden und Missstände möglichst bald zu beheben. Bei Beschwerden an den Brustwarzen, die über eine Anfangsempfindlichkeit hinausgehen, sollten Sie sich immer professionelle Unterstützung holen, damit recht bald ein angenehmes und schmerzfreies Stillen möglich ist.

Medikamente in der Stillzeit

Für nahezu jede Erkrankung gibt es ein stillverträgliches Medikament. Abstillen ist nur in extrem seltenen Fällen angezeigt. Trotzdem wird Müttern aus Unwissenheit noch recht häufig dazu geraten.

Eine gute Quelle, um sich über die Medikamenteneinnahme im Wochenbett zu informieren, ist das Beratungszentrum für Embryonaltoxikologie in Berlin. Es bietet auch die Beratung von Fachleuten an. Sie können Ihren behandelnden Arzt gerne auf diese Möglichkeit aufmerksam machen. Auf der Homepage *www.embryotox.de* finden Sie die Kontaktdaten sowie viele wichtige Informationen zum Thema Arzneimittelsicherheit in Schwangerschaft und Stillzeit.

Stillen in besonderen Situationen

Stillen nach dem Kaiserschnitt

Nach einem Kaiserschnitt sorgt das Klinikpersonal dafür, dass Sie möglichst schnell – am besten noch im Operationssaal –, mit Ihrem Kind zusammen sein und es anlegen können. Nach einer Vollnarkose verzögert sich dieser Moment, bis Sie wieder bei vollem Bewusstsein sind. Wenn das erste Bonding etwas später stattfindet, ist es umso wichtiger, das Baby durch viel Hautkontakt zu stimulieren, bis es durch Suchen und Saugen sein Stillbedürfnis signalisiert. Am besten legen Sie Ihr Kind so an, dass sein Bauch auf Ihrem Oberkörper liegt. Den Wundbereich können Sie durch ein zusätzliches Kissen schützen. Alternativ können Sie auch die Rückenhaltung ausprobieren, bei der das Baby – mit den Füßen Richtung Kopfende des Bettes – unter ihrem Arm liegt. Generell sind nach einem Kaiserschnitt Ihre

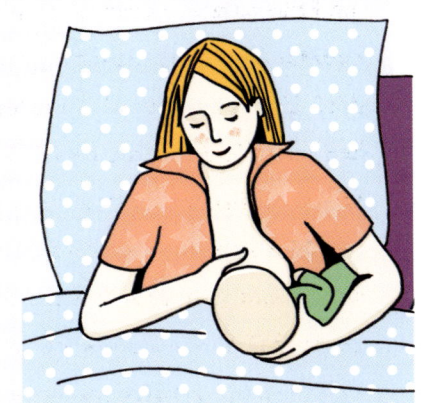

Bewegungsmöglichkeiten eingeschränkter als nach einer Spontangeburt, was einem erfolgreichen Stillen aber nicht im Weg steht. Bitte Sie um Hilfe, damit Sie ihr Kind optimal und für Sie schmerzfrei anlegen können. Nach einem Kaiserschnitt ist ein Familienzimmer in der Klinik besonders wertvoll, weil Ihr Partner Sie dort gut unterstützen kann.

Stillen von Mehrlingen

Wenn Sie mehrere Kinder erwarten, machen Sie sich bestimmt schon Gedanken darüber, wie Sie die Kinder ernähren sollen. Tatsächlich können Zwillinge gleichzeitig gestillt werden, aber es ist von Mutter zu Mutter ganz verschieden, ob ihr das entspricht. Das Temperament der Kinder spielt dabei auch eine Rolle. Gehen Sie erst einmal davon aus, dass Sie in der Lage sind, Ihre Kinder mit Ihrer Muttermilch versorgen zu können. Dadurch, dass Ihre Babys Ihrem Körper mehr Nachfrage signalisieren, wird dieser auch ein größeres Angebot bereitstellen.

Probieren Sie die Stillpositionen für Zwillinge ebenso aus wie das Stillen nacheinander. Auch Stillen und Füttern mit der Flasche haben nebeneinander Platz. Wirklich wichtig ist es, darauf zu schauen, was für Ihre Kinder und Sie individuell passt.

Die Tragzeit ist bei Mehrlingen durchschnittlich etwas kürzer als bei einem Kind, und manchmal entstehen durch eine Frühgeburt zusätzliche Probleme. So kann es durchaus sein, dass Sie ein Kind bereits unkompliziert stillen, während das Geschwisterkind noch auf anderem Wege ernährt werden muss. Emotional ist das manchmal nicht so einfach. Freuen Sie sich für jedes Ihrer Kinder über die kleinen großen Fortschritte, die es macht. Damit das Stillen von Mehrlingen gelingen kann, ist es wichtig, dass Sie in der Babyzeit viel Unterstützung haben. Organisieren Sie sich deshalb schon in der Schwangerschaft Ihr Helfernetzwerk. Weitere Tipps und Tricks für Mehrlingseltern finden Sie ab Seite 124.

Stillen von Frühgeborenen und Babys mit gesundheitlichen Einschränkungen

Manchmal ist eine gesundheitliche Beeinträchtigung oder eine zu frühe Geburt des Kindes die Ursache dafür, dass Ihr Baby gleich nach der Geburt auf die Neugeborenen-Intensivstation verlegt wird. Auch wenn Sie sich bestimmt traurig und hilflos fühlen, können Sie jetzt etwas sehr Wichtiges für Ihr Kind tun, indem Sie Ihre Milchbildung durch Massage, Ausstreichen und Abpumpen anregen. Gerade die ersten kleinen Portionen Kolostrum

(Vormilch) mit den vielen Immunstoffen darin sind wertvoll für Ihr Baby. Als Frühgeborene gelten Kinder, die vor Vollendung der 37. Schwangerschaftswoche geboren werden. Auch Kinder, die nur zwei bis drei Wochen zu früh zur Welt kommen, können manchmal leichte »Anlaufschwierigkeiten« haben. Oft werden diese Babys, da sie gesundheitlich keine Beeinträchtigungen haben, nach wenigen Tagen ganz regulär aus der Klinik entlassen. Es ist aber durchaus wahrscheinlich, dass Sie als Mutter zu Hause etwas mehr Stillunterstützung von Ihrer Hebamme oder einer Stillberaterin benötigen.

Mittlerweile weiß man, dass zu früh geborene und kranke Babys vom direkten Hautkontakt profitieren. Daher werden Sie nach der Geburt sobald wie möglich die Gelegenheit dazu bekommen. Eventuell ist dann auch schon ein erster Stillversuch möglich. Auch wenn Ihr Kind noch zu schwach zum Stillen ist, fördert der Brustkontakt Ihres nackten Babys auf Ihrem nackten Oberkörper die Milchbildung und das Stillen.

Nicht immer steht am Ende eines solchen Weges das unkomplizierte volle Stillen des Babys. Denken Sie aber daran, dass *wirklich jeder* Tropfen Muttermilch wertvoll ist – genau wie jede Minute, die Sie miteinander im engen Kontakt verbringen, wichtig und wertvoll ist. Setzen Sie sich kleine, realistische Ziele. Vergessen Sie trotz aller Sorgen nicht, Ihr Baby zu genießen. Und holen Sie sich jemand an die Seite, der Sie kompetent und liebevoll auf Ihrem Stillweg unterstützt.

Stilldauer

Bereits vor der Geburt überlegen viele Mütter, wie lange sie ihr Kind stillen möchten. Einen Anhaltspunkt gibt die Empfehlung der Weltgesundheitsorganisation (WHO), die eine sechsmonatige ausschließliche Stillzeit und danach das Weiterstillen mit angemessener Beikost bis zum zweiten Geburtstag oder darüber hinaus empfiehlt. In Deutschland sind wir von der Umsetzung dieser Empfehlung allerdings ziemlich weit entfernt.

Ganz unabhängig von offiziellen Empfehlungen ist hierbei das Wichtigste, dass Sie und Ihr Kind den Weg gehen, mit dem Sie sich wohlfühlen. Sie müssen also weder vor noch nach der Geburt eine endgültige Entscheidung treffen. Stillen Sie einfach und schauen Sie von Woche zu Woche, ob es für Sie passt.

Stillen tut nicht nur dem Baby gut (siehe die Vorteile ab Seite 98), sondern stärkt auch Ihre Gesundheit, indem es zum Beispiel das Risiko für Brustkrebs oder Eierstockkrebs signifikant senkt. Es unterstützt die Rückbildung und hilft Ihnen, Ihr Gewicht aus der Vorschwangerschaftszeit schneller wieder zu erreichen.

Ein Baby stillt sich in der Regel nicht vor seinem ersten Geburtstag von allein ab – ganz einfach, weil es die Muttermilch noch benötigt und nichts von anderen Möglichkeiten weiß. Aber da zum Stillen immer zwei gehören, zählen natürlich auch *Ihr* Gefühl und *Ihre* Meinung.

Wahrscheinlich können Sie es sich als Mutter eines winzig kleinen Neugeborenen nicht vorstellen, ein gefühlt riesiges, eventuell schon laufendes einjähriges Kind zu stillen. Doch keine Sorge, Ihr Baby wird nicht über Nacht so groß. Das Kind und Ihre Stillbeziehung werden beide langsam miteinander wachsen.

Lassen Sie die Stillzeit deshalb einfach auf sich zukommen und achten Sie »unterwegs« darauf, wie es Ihnen und Ihrem Kind geht. Ihre Hebamme steht Ihnen übrigens als Begleiterin bis zum Ende der Abstillphase zur Verfügung. Bis zu acht Beratungen in der Stillzeit werden von den gesetzlichen Krankenkassen übernommen (Literatur siehe Seite 107).

Ihre Psyche nach der Geburt

Nicht wenige Frauen »trauern« ein bisschen um ihren schwangeren Bauch und das Gefühl der Kindsbewegungen darin. Mit der Geburt geht die besondere Phase, in der Sie Ihr Kind so geborgen in sich getragen haben, zu Ende. Ein bisschen Abschiedsschmerz ist da ganz normal.

»After-Baby-Body«-Stress

Wann ging dieser unsinnige Begriff eigentlich in den deutschen Sprachgebrauch über? Liest man einmal quer durch die gängigen Boulevardzeitschriften, hat man das Gefühl, der eigene Körper mit der absurden Qualifikation »Nach-Baby-Zustand« (dabei ist er doch eigentlich ein *Mit*-Baby-Körper!) sei ein Programmpunkt, den es so selbstverständlich abzuarbeiten gälte wie die Rückbildung. Wir können Sie an dieser Stelle nur eindringlich bitten, sich diesem Druck nicht auszusetzen – und schon gar nicht im Wochenbett.

Ihr Körper hat ein Kind in sich heranwachsen lassen und auf die Welt gebracht. Nun darf er sich in *seinem* Tempo davon erholen und sich neu organisieren. Kommen Sie nicht auf die Idee, sich an der Passform alter Kleidungsstücke aus der Zeit vor der Schwangerschaft messen zu wollen. Ihr Körper hat sich durch die Schwangerschaft verändert. Er hat sich sinnvoller- und vor allem notwendigerweise an die Geschehnisse angepasst.

Ihr Beckenboden ist weicher geworden. Das Geflecht aus Bändern, Muskeln und Bindegewebe wurde durch das von oben herabdrückende Gewicht des Babys außerdem stark gedehnt, sodass Ihr Becken jetzt *natürlich* etwas mehr Raum einnimmt als vor Ihrer Schwangerschaft. Und was den Bauch angeht – ja, wo soll er denn hin am Anfang? Die Haut hat sich unter Höchstleistung gedehnt und tapfer die zunehmende Gewichtsbelastung ausgehalten. Nun ist die »Füllung« verschwunden, alle anderen Organe müssen erst einmal wieder an ihren Platz rücken. Dann kann die Haut sich *langsam* wieder zusammenziehen. Sicher kennen Sie die alte Volksweisheit »Neun Monate kommt der Bauch, neun Monate geht er auch«. So abgenutzt solche überlieferten Sprüche auch daherkommen – oft haben sie doch einen großen Wahrheitsgehalt. Selbstverständlich soll das nicht heißen, dass Sie ohne jegliches Zutun in neun Monaten wieder top in Form sind. Sie müssen dafür Sorge tragen, dass Sie Ihr eigenes körperliches Wohlgefühl wiedererlangen. Aber lassen Sie sich dafür bitte Zeit. Im Wochenbett ist es wirklich nicht von Bedeutung, wie Sie aussehen. Tragen Sie einfach noch eine Weile Ihre Schwangerschaftskleidung – dann ärgern Sie sich garantiert nicht, dass Sie in etwas nicht hineinpassen!

Anfängliche Überforderung

Puh, alles zuviel? Haben Sie das Gefühl, dass Sie (und nur Sie, alle anderen scheinen das hinzubekommen!) überfordert sind von Ihrem neuen Zustand? Dass Sie den Anforderungen scheinbar nicht gerecht werden? Keine Sorge – das ist völlig normal. Die vehemente Empfindung und der Eindruck, die Einzige zu sein, der es im Wochenbett so ergeht, haben auch mit Ihrer hormonellen Situation zu tun.

Wahrscheinlich möchte jede Mutter ihren Alltag mit Kind »in den Griff« bekommen. Jedoch ist es wichtig, sich vor Augen zu führen, dass dieser Alltag für Sie noch längst nicht begonnen hat.

Natürlich ist alles neu, ungewohnt, aufregend und ab und an vielleicht auch etwas unheimlich für Sie. Sie haben Unglaubliches durchgemacht. Ihr Körper schmerzt vermutlich an einigen Stellen. Sie sind auf einmal fremdbestimmt, weil ein schutzbedürftiges kleines Wesen von Ihnen abhängig ist. Sie können manchmal kaum klar denken, geschweige denn sich Dinge merken oder einen komplizierten Satz in Ruhe beenden. Sie müssen neue Vorgänge erlernen, Routine gewinnen und mit ungewohnten Vorkommnissen zurechtkommen. Gestehen Sie sich das bitte zu: Natürlich sind Sie phasenweise überfordert! Alles andere wäre seltsam bei so einer großen Veränderung in Ihrem Leben.

Vielleicht hilft es Ihnen, gelegentlich (wenn keiner zuhört, von dem Sie das nicht wollen) laut eine Art Mantra vor sich hinzusagen? Probieren Sie es aus: »Ich schaffe das schon!«, »Es ist alles okay!«, »Ich mache das gut!« … Irgendeine Formulierung wird es geben, die Ihnen Mut macht und unterwegs Kraft gibt. Wenn Ihnen das komisch vorkommt, versuchen Sie es mit Sarkasmus: »Es ist alles nur eine Phase!«. Dieser Satz wird Ihnen mit Sicherheit noch öfter im Leben nutzen …

Babyblues

Die ersten Stunden und Tage nach der Geburt fühlen Sie sich vielleicht geradezu euphorisch und trotz der großen Aufgabe, die Sie gerade gemeistert haben, nicht richtig müde oder erschöpft. Der Grund dafür ist die hohe Ausschüttung von körpereigenen Endorphinen (»Glückshormonen«) nach der Geburt.

Um den dritten Tag herum ändert sich die Hormonlage, was viele Frauen auch an einer veränderten Gemütslage bemerken. Die Endorphinausschüttung lässt nach. Der Spiegel des Hormons Progesteron, das in der Schwangerschaft für eine ausgeglichene Stimmung gesorgt hat, sinkt, genau wie der Östrogenspiegel. Hinzu kommt, dass in dieser Zeit der durchaus anstrengende Milcheinschuss (siehe Seite 32) stattfindet und sich nun häufig der Schlafmangel der letzten Tage bemerkbar macht.

Kurz gesagt: Ihre Stimmung wird ein wenig wechselhaft, mit der Tendenz, sich traurig zu fühlen. Und das, obwohl Sie weiterhin natürlich überglücklich über Ihr wunderbares Kind sind. Vielleicht weinen Sie, weil Sie Ihren Schwangerschaftsbauch vermissen, weil die Geburt Sie so aufgewühlt hat, manchmal vielleicht auch einfach nur, weil Ihr Mann Ihnen die falsche Saftsorte mitgebracht hat. Freudentränen fließen ebenfalls häufig in dieser Zeit, weil Sie völlig überwältigt sind von dem kleinen großen Wunder in Ihrem Arm. Suchen Sie nicht nach dem Grund für Ihren Babyblues, sondern lassen Sie Ihren Tränen freien Lauf, dann können auch die Muttermilch und der Wochenfluss ungehindert fließen. Eine besonders einfühlsame Begleitung in dieser Zeit wird Ihnen guttun, weshalb wir (auf Seite 164) auch Ihrem Partner die Situation noch einmal erläutern. Laden Sie sich in diesen Tagen bitte auch keinen Besuch ein, von dem Sie sich nicht hundertprozentig verstanden fühlen.

Der Babyblues, auch »Heultage« genannt, ist also ein kurzzeitiges Stimmungstief in den ersten Tagen nach der Geburt und legt sich nach ein paar Tagen wieder. Bis zu 80 Prozent aller Wöchnerinnen sind davon betroffen.

Wochenbettdepression

Leider kann der Babyblues manchmal fließend in eine Wochenbettdepression (postpartale Depression) übergehen. Damit sind depressive Erkrankungen im gesamten ersten Jahr nach der Geburt gemeint. Obwohl mittlerweile bekannt ist, dass nicht wenige Mütter von dieser Erkrankung betroffen sind, ist es für die meisten Frauen schwer, diese Diagnose anzuerkennen und sich auf weiterführende Hilfe einzulassen.

Es ist immer ein Balanceakt, rechtzeitig zu erkennen, welche Frau akut Hilfe braucht, ohne gleichzeitig »die Pferde scheu zu machen«. Das liegt mit daran, dass die Wochenbettdepression auch in der heutigen Zeit noch für viele Mütter ein Tabuthema ist. Wird jemand Verständnis haben für Trauer und Antriebslosigkeit in einer scheinbar so glücklichen Lebensphase? *Darf* eine Mutter überhaupt so erschöpft sein, dass sie es nicht mehr schafft, sich angemessen um ihr Kind zu kümmern?

Während bei einem gebrochenen Bein jeder versteht, dass man so nicht laufen kann, ist es bei der postpartalen Depression ein bisschen anders. Schließlich sieht man von außen nichts. Außer einer Mutter, die nicht glücklich wirkt und die auch nicht die ganze Zeit begeistert von ihrem Baby und ihrer Mutterschaft redet, wie es doch alle erwarten. Ja, als Mutter dürfen Sie durchaus über Schlafmangel, Augenringe und Rückenschmerzen stöhnen, aber zu sagen, dass Sie am liebsten gar nicht mehr aufstehen würden oder keine richtigen Muttergefühle, ja vielleicht sogar Aggressionen gegenüber dem Kind verspüren … da sieht es mit dem Verständnis der anderen, sogar mit dem des eigenen Partners, ganz anders aus! Es gibt sicher einige Faktoren, die die Entwicklung einer Wochenbettdepression begünstigen, aber ereilen kann sie jede Frau, auch wenn Schwangerschaft und Geburt scheinbar bilderbuchmäßig verlaufen sind. Andersherum muss eine traumatische Geburt, eine psychische Vorerkrankung, eine instabile Partnerschaft oder ein Baby mit sehr vielen Bedürfnissen nicht zwingend zur Depression führen.

Im Übrigen entwickeln auch bis zu acht Prozent der Väter eine Wochenbettdepression (siehe Seite 164 f.). Bei den Vätern ist dies meist noch schwieriger zu erkennen. Männer unterliegen zwar nicht den hormonellen Veränderungen, die eine Depression bei Frauen befördern können, aber die gravierende Umstellung auf ein Leben als Eltern sowie alle damit verbundenen Erfahrungen und zeitweiligen Überforderungen erleben Mutter und Vater gleichermaßen. Wenn aus dem Verdacht eine Bestätigung der Wochenbettdepression wird, ist damit der erste wichtige Schritt zur Heilung gegangen, weil es dann endlich eine Erklärung gibt für diese Mischung aus Traurigkeit, Gereiztheit, Angst und Überforderung. Und für die akuten körperlichen Beschwerden wie Kopf- und Magenschmerzen, Schwindelgefühle oder Schlafstörungen.

Ob die Wochenbettdepression mit psychotherapeutischen Verfahren behandelt wird oder ergänzend mithilfe von Medikamenten, liegt im Ermessen Ihres Arztes – natürlich in Absprache mit Ihnen. Da die Depression aber in einer besonders sensiblen Lebensphase stattfindet, sollte das Therapeutenteam auch darauf spezialisiert sein. Gleichzeitig muss nämlich die Mutter-Kind-Bindung gestärkt und gefestigt werden. Es unterstützt den Heilungsprozess, wenn Sie sich trotz aller Schwierigkeiten als kompetente Mutter für ihr Kind erleben können. Ein abruptes Abstillen oder gar die Trennung von Mutter und Kind sind da sicher nicht der richtige Weg. Eine Ausnahme bilden seltene Fälle mit akuter Selbst- und Fremdgefährdung im Rahmen einer Psychose.

Beim Verdacht auf eine depressive Erkrankung sollten Sie übrigens immer auch die Schilddrüsenfunktion überprüfen lassen, deren Störung zu ähnlichen Symptomen führt. Hier können Medikamente wirksam helfen. Eventuelle medikamentöse Therapien sollten möglichst stillverträglich sein (siehe »Medikamente in der Stillzeit«, Seite 37). Viele Wochenbettdepressionen sind ambulant behandelbar, dafür ist es aber dringend erforderlich, dass Sie zu Hause wirklich entlastet sind. Eine Frau mit einem gebrochenen Bein hat es da leichter mit der Argumentation, warum sie zeitweilig nicht auch noch den Haushalt versorgen kann. Vielleicht übernimmt Ihr Partner in der akuten Phase überwiegend die Versorgung des Babys. Es ist aber enorm wichtig, dass Dinge wie Kochen und Hausarbeit delegiert werden, sonst ist auch der engagierteste Vater schnell am persönlichen Limit.

Entlastung und Verständnis sind für beide Eltern wohl das Wichtigste. Depressive Mütter werden ohnehin meist von Versagens- und Schuldgefühlen geplagt. Es hilft sehr, wenn Sie sich mit Menschen umgeben, die Ihnen guttun. Die Ihnen sagen, dass Sie eine gute Mutter sind – trotz der Depression.

Der Austausch mit anderen Betroffenen ist auf dem Weg zur Heilung auch wertvoll, weil die meisten Frauen denken, dass alle anderen »es besser hinkriegen«. Aber eine Wochenbettdepression bekommt man genauso unfreiwillig, wie man sich ein Bein bricht, und das manchmal auch bei scheinbar idealen äußeren Bedingungen. Die Heilung eines gebrochenen Beines dauert, und ebenso ist es mit einer psychischen Erkrankung nach der Geburt. Die ersten Schritte sind vielleicht noch wackelig, begleitet von Wut und Trauer, warum es gerade einen selbst erwischt hat. Doch die Aussichten auf Ausheilung sind gut, sogar günstiger als bei anderen depressiven Erkrankungen. Umso wichtiger ist es, dass Sie im Fall einer postnatalen Depression schnelle und passende Hilfe bekommen. In England füllen alle Frauen einige Zeit nach der Geburt die »Edinburgh-Skala« aus – einen Fragebogen, der die Stimmungslage der letzten sieben Tage erfasst. Vielleicht wird Ihnen Ihre Hebamme diesen Fragekatalog aushändigen, wenn Sie sich als Wöchnerin über das normale Maß hinaus müde und erschöpft fühlen.

Die Wochenbettdepression wird auch als »lächelnde Depression« bezeichnet, weil die Mütter dabei so sehr die Fassade wahren. Je rascher Sie und Ihre Familie in dieser Situation Unterstützung erfahren, desto schneller werden Sie diese Krise überwinden.

Literatur + Link

Schrimpf, Ulrike: Wie kann ich dich halten, wenn ich selbst zerbreche?, Südwest 2013
Börgens, Sylvia: Das Kind ist da, das Glück lässt auf sich warten, Mabuse 2010
www.Schatten-und-Licht.de

Ihre Beziehung nach der Geburt

Mutter zu sein verändert das Leben in jeglicher Beziehung. Insbesondere aber in der Beziehung zum Partner, wie Sie sicherlich schon festgestellt haben – oder bald feststellen werden. Dass Sie Eltern sind, ist neu. Beide müssen erst einmal ihre Rolle finden. Solche Umbruchphasen im Leben laufen nur selten konfliktfrei ab.

Kommunikation

Lebt man zu zweit miteinander, gibt es im Normalfall keinen Grund dafür, mit dem Partner abzusprechen, ob es in Ordnung ist, in absehbarer Zeit unter der Dusche zu verschwinden und dort auch noch ohne Eile die Haare zu waschen, samt Einwirkzeit für die Kur. Ahnen Sie, worauf wir hinauswollen?

Am Anfang fühlt es sich seltsam an, solche bisher autark und ohne Rücksprache ausgeführten Alltagshandlungen beim Partner ankündigen zu müssen. Zumal, wenn Sie den Eindruck haben, dass Sie sich diese kurzen selbstbestimmten Momente nur verschaffen können, wenn Sie eindringlich darum bitten. Aber genau das ist der Schlüssel zu einer funktionierenden Eltern- und Paarbeziehung: die Kommunikation untereinander.

Sprechen Sie sich ab, und zwar ruhig erst einmal in jedem Detail. Wer ist in der ersten Zeit wofür zuständig? Was gilt als selbstverständlich, in welcher Situation sollte man vorher Bescheid sagen oder ankündigen, was man tun möchte? Was fühlt sich komisch oder sogar blöd an, wie sollte es im Idealfall sein? Nähern Sie sich inhaltlich an, sagen Sie Ihrem Partner, was Sie wichtig oder auch ärgerlich finden, und seien Sie auch offen für seine Perspektive. Oft lassen sich »Knoten« so viel einfacher lösen als gedacht. Und wenn es Ihnen auch in höchstem Maße merkwürdig vorkommt, einen Satz wie »Ich gehe jetzt auf Toilette, und ich habe vor, dort länger zu bleiben!« zu dem Menschen zu sagen, bei dem Sie sich vielleicht vor nicht allzu langer Zeit überlegt haben, ob Sie ihn nachhaltiger beeindrucken, wenn Sie ihn nach einer Verabredung sofort anrufen oder eine Zeit lang warten: Es ist der richtige Weg. Denn nur so – mit offenen Absprachen und häufigen Aussprachen – finden Sie wirklich gemeinsame, gangbare Lösungen als Eltern.

Vertrauen

Wenn Sie sich »abgemeldet« und Ihrem Partner die Verantwortung übergeben haben – was Sie häufiger tun sollten – warum, erklären wir Ihnen auf Seite 48), vertrauen Sie ihm, dass er sich bestmöglich und mit aufrichtiger elterlicher Hingabe um sein Baby kümmert!

Sie haben das Gefühl, Sie sollten sich am besten selbst darum kümmern, mindestens 24 Stunden pro Tag, damit nichts schief geht? Auch das ist total normal – und hormonell bedingt. Sinnvollerweise hat die Natur (bzw. die Evolution) jeder Mutter eine ordentliche Menge unbändiger Liebe für den Nachwuchs und ebenso viel übergroße Sorge mit auf den

Weg gegeben. So ist sichergestellt, dass Sie Ihr Kind bestmöglich umsorgen und, um es mal archaisch zu betrachten, nicht einfach die Höhle verlassen, während ein hilfloses Bündel dort allein liegt.

Nun haben Sie aber gerade geklärt, dass der Vater »Dienst« hat. Jetzt müssen Sie einfach lernen zu vertrauen, die Verantwortung abzugeben, und sich immer wieder sagen, dass er sich jetzt auf *seine Weise* kümmert. Diese mag von Ihrer abweichen – aber das ist vollkommen in Ordnung. Es kann beispielsweise sein, dass er das Baby ganz anders hält und herumträgt als Sie. Aber wer sagt Ihnen, dass es so nicht innerhalb von Sekunden wohlig vor sich hin brummelt? Falls es die spezielle Tragevariante doch nicht ganz so gemütlich findet, wird es sich schon bemerkbar machen. Oder dass Sie aus der Dusche kommen und das Kind einen zu großen Strampler trägt, den Sie eigentlich erst in ein paar Wochen zum Einsatz vorgesehen hatten. Fragen Sie sich ehrlich – ist das wirklich von Bedeutung? Oder nicht vielmehr die Tatsache, dass Ihr Kind ohne Ihr Zutun gesäubert und frisch bekleidet wurde und nun wieder geborgen in Papas Arm kuschelt?

Sollten Sie charakterlich in Richtung »Kontrollfreak« tendieren, versuchen Sie unbedingt, von heimlichen Beobachtungsblicken abzusehen. Die fühlen sich, wenn er sie spürt, für Ihren Partner nämlich so an, als hielten Sie ihn nicht für fähig, anständig mit seinem Kind umzugehen. Vertrauen Sie einfach darauf, dass er Ihnen Fragen stellt, wenn er welche hat. Und wenn Sie doch etwas sagen wollen, achten Sie auf Ihre Formulierung. »Schau mal, ich hatte bisher den Eindruck, dass es so vielleicht besser geht« wirkt um einiges konstruktiver als: »Warum machst Du das so seltsam? Warte, lass mich mal!«

Sexualität nach der Geburt

»Warten« ist auch ein gutes Stichwort für Ihre Beziehung im Wochenbett. Es ist davon auszugehen, dass Sie in den ersten Wochen andere Dinge beschäftigen als sexuelle Wunschgedanken. Höchstwahrscheinlich wird sogar das Gegenteil der Fall sein: Sie können sich sexuelle Interaktion nicht einmal ansatzweise vorstellen, sei es aus körperlichen Gründen und den damit verbundenen Schmerzen (zum Beispiel wegen eines Dammrisses oder -schnittes) oder aus diffusen emotionalen Gründen. Das ist vollkommen normal. Die wenigsten Frauen verspüren in den ersten Wochen und häufig sogar Monaten sexuelle Bedürfnisse. Auch hier gilt: Reden Sie darüber. Teilen Sie Ihrem Partner mit, was Sie wollen und was nicht. Und auch, was Ihnen guttut. Vielleicht wünschen Sie sich überbordende Zärtlichkeit und möchten gerne ganz viel in den Arm genommen werden, aber er soll keinesfalls auf die Idee kommen, dass daraus mehr entstehen könnte? Sagen Sie ihm genau das: »Nähe ist mir gerade sehr wichtig. Aber mir ist genauso wichtig, dass Du weißt, dass ich gerade nicht weiter gehen kann und will!«

Wenn es Ihnen eher unangenehm ist, solche Themen anzusprechen, müssen Sie ja nicht konkret werden und genau beschreiben, wovor Sie Angst haben. Wichtig ist lediglich, Ihre Bedürfnisse mitzuteilen und – wenn das ihrem Wunsch entspricht – zu kommunizieren, dass der sexuelle Aspekt Ihrer Beziehung sozusagen gerade im Urlaub ist. Und dass Sie entscheiden werden, wann und auf welche Weise er eines Tages wieder zurückkehrt (siehe Seite 134).

Persönliche Wohlfühlmomente schaffen

So sehr Sie auch das Bedürfnis haben, sich um Ihr Baby zu kümmern: Es ist mindestens ebenso wichtig, dass es *Ihnen* gut geht. Nur dann können Sie sich nämlich mit vollem Schwung Ihrem Kind widmen. Versuchen Sie – soweit Sie sich schon wieder auf sich selbst konzentrieren können – herauszufinden, was Ihnen guttun würde und Ihnen wieder zu Kräften verhilft.

Wünschen Sie sich zum Beispiel ein ganz bestimmtes Gericht, das Ihnen Ihr Partner kochen oder bei einem Bestellservice ordern könnte?

Achten Sie darauf, dass es in Ihrer »Wochenbetthöhle«, meist dem Schlafzimmer, so aufgeräumt und gemütlich ist, wie Sie es persönlich gerne haben. Wenn »Ihr Raum« schön ist, können Sie gelassener auf das Chaos rundherum blicken.

Vielleicht möchten Sie nach der ersten Woche als Eltern auf den ersten »Wochengeburtstag« Ihres Babys anstoßen? Mittlerweile gibt es hervorragende alkoholfreie Alternativen zu Cocktails oder Sekt. Feiern Sie ab und an in Ihren ganz persönlichen »Babyflitterwochen«! Wenn Ihr Kind satt und zufrieden ist, übergeben Sie die Verantwortung an Ihren Partner oder einen anderen Menschen an Ihrer Seite, der Sie im Wochenbett unterstützt. Nutzen Sie diese Auszeit für Ihre eigenen Bedürfnisse. Genießen Sie es, vorübergehend nur für sich selbst da zu sein. Wenn es Ihre körperliche Verfassung zulässt (siehe Seite 19), nehmen Sie ein Wannenbad oder duschen Sie ausführlich.

Setzen Sie sich ans geöffnete Fenster, lesen Sie eine Zeitschrift, schauen Sie am helllichten Tag fern oder einfach nur gegen die Wand.

Versuchen Sie auf keinen Fall, effizient zu sein. Es geht in diesen Momenten nicht darum, dass Sie etwas »wegschaffen«, sondern darum, dass Sie Ihren inneren Akku aufladen. Wenn es Ihnen tatsächlich guttun sollte, E-Mails zu beantworten oder sogar eine Runde Wäsche zu waschen, ist das – wenn Sie sich körperlich nicht überfordern – völlig in Ordnung. Wichtig ist nur, dass Sie nicht das Gefühl haben, *funktionieren* zu müssen. Das Gegenteil sollte jetzt der Fall sein.

Falls Sie die ersten Tage komplett im Schlaf- oder Jogginganzug verbracht haben, probieren Sie doch mal wieder alltagstaugliche Bekleidung aus: eine Hose aus der Schwangerschaftszeit, darüber einen Ihrer Lieblingspullis. Probieren Sie aus, ob Sie statt der riesigen Vorlage schon eine normale Binde benutzen können.

Gehen Sie, wenn draußen die Sonne scheint (und wenn Sie sich körperlich dazu imstande fühlen!), eine kleine, zarte Runde spazieren.

Handeln Sie nach der fast schon sprichwörtlichen Maxime »Schlafe, wenn Dein Kind schläft!«. Aber auch hier dürfen Sie sich auf keinen Fall stressen – wenn Sie das Bedürfnis haben, die Zeit, in der Ihr Baby schlummert, lieber anders nutzen zu wollen, tun Sie genau das. Hauptsache, Sie haben kein schlechtes Gewissen, dass Sie Ihren Körper nicht maximal in seiner Rekonvaleszenz unterstützen. Aber vielleicht wirkt da ein lang ersehntes Telefonat mit der besten Freundin mittelfristig Ressourcen auffüllender?

Schauen Sie einmal im Internet, ob jemand in Ihrer Stadt Wochenbettmassagen als Hausbesuche anbietet. Eine solche Behandlung fördert das Wohlbefinden ungemein und wirkt obendrein noch unterstützend für die Rückbildung, Wassereinlagerungen vermindernd sowie die Durchblutung anregend. Übrigens auch eine tolle Idee für ein Geschenk!

Sie haben schon ein oder mehrere Kinder? Sehen Sie unbedingt zu, dass Sie trotzdem zu kleinen Ruhephasen für sich kommen. Organisatorisch ist das natürlich schwieriger. Aber wenn Ihr Partner sowieso mit dem oder den »Großen« nach draußen gehen will, kann die Aktion vielleicht warten, bis das Baby gestillt ist und dann satt und zufrieden eine Runde bei Papa im Tragetuch genießen darf.

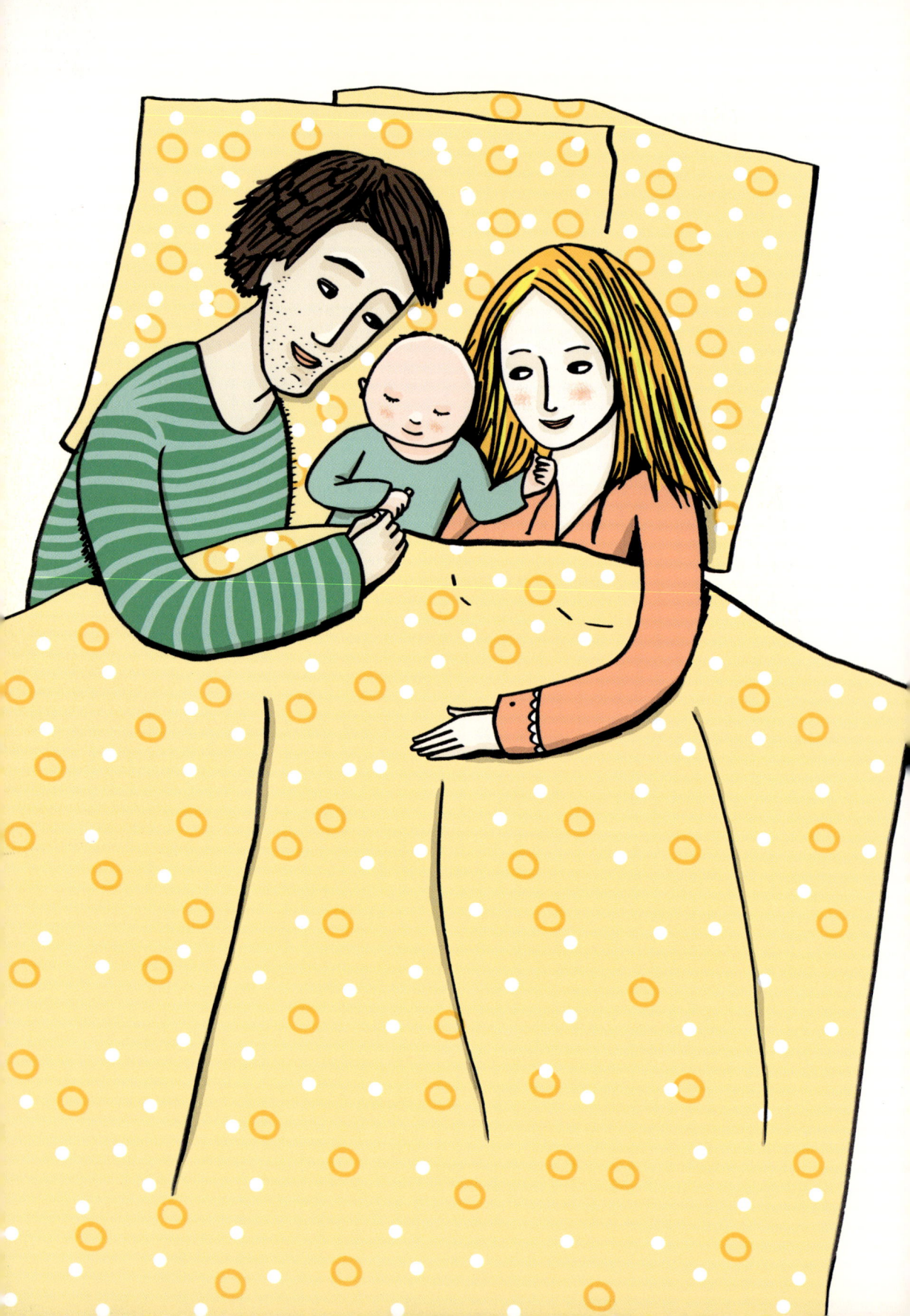

Das wichtigste Wochenbettwissen

Liebe Mütter, liebe Väter,
Hier haben wir nun alle Informationen zu Ihrem Kind gebündelt, die uns sinnvoll erscheinen. Alphabetisch sortiert in den Themen und Unterthemen – aber zum schnellen Nachlesen am Ende des Buches auch noch einmal im Register verschlagwortet.

ALLES RUND UMS BABY VON A–Z

Anziehen

Achten Sie bei der Auswahl der Babykleidung auf natürliche und schadstofffreie Materialien wie Baumwolle, Wolle oder Seide, gerne in Bio-Qualität. Investieren Sie lieber in wenige, dafür aber hochwertige Anziehsachen.

Oberteile, die man nicht über den Kopf ziehen muss, sind angenehmer fürs Kind und stressfreier für die Eltern. Wickelbodys lassen sich seitlich zubinden oder knöpfen, ebenso wie die praktischen, seitlich geknöpften Strickshirts, die »Schlüttlis« genannt werden. Vermeiden Sie komplizierte oder drückende Verschlüsse, auch wenn sie Ihnen noch so niedlich erscheinen! Eine Druckknopfleiste am Rücken ist für den Anfang ungeeignet.

Beim Herumtragen rutschen viele Babyhosen hoch, bis die Wade frei liegt. Deshalb sind Hosen oder Strampler mit Fuß, wahlweise auch Beinstulpen (»Babylegs«) sehr nützlich. Kaufen Sie am besten Kniestrümpfe – alles andere wird sehr schnell weggestrampelt.

Wenn Ihr Baby viel spuckt, sorgt ein weiches saugfähiges Halstuch mit Druckknopf dafür, dass Sie nicht immer gleich das ganze Oberteil wechseln müssen. Schlafanzüge braucht Ihr Baby zunächst nicht, da es noch keinen Tag- und Nachtrhythmus hat. Später kann das abendliche Umziehen dann ein Teil des Zubettgehrituals werden.

Ausscheidungen

Stuhl

Schon bald nach der Geburt beginnt Ihr Baby mit der Ausscheidung, die durch die erste Nahrungsaufnahme angeregt wird. Zunächst scheidet das Kind das Mekonium aus. Das Mekonium, der erste Stuhl, wird aufgrund seiner dunklen Farbe und der klebrigen Konsistenz auch »Kindspech« genannt. Es beinhaltet Schleimhautgewebe, Fruchtwasser und Gallenflüssigkeit. Danach nimmt der Windelinhalt mit der Nahrungsmenge jeden Tag zu und wird durch die aufgenommene Milch heller und lockerer.

Ausschließlich gestillte, gut gedeihende Kinder haben mindestens dreimal täglich Stuhlgang. Vier Wochen nach der Geburt kann sich die Stuhlfrequenz deutlich verringern.

Pausen von über zehn Tagen sind noch normal, solange Ihr Baby ausreichend Urin ausscheidet, gedeiht und sich gut entwickelt. Meist setzt das Kind nach einer langen Pause dann sehr reichlich Stuhl ab. Viele Stillkinder bleiben aber auch in der gesamten Stillzeit bei ihrem häufigen Stuhlgang.

Der Stillstuhl ist gelblich bis ockerfarben und von lockerer, breiiger Konsistenz. Wenn der Stuhl grünlich-schaumig aussieht, kann das bedeuten, dass Ihr Kind nicht lange genug an der Brust trinkt. Der Fettgehalt der Muttermilch verändert sich im Laufe einer Mahlzeit und steigt zum Ende hin an. Wenn Ihr Baby nur kurz trinkt, erhält es vor allem die weniger fetthaltige »Vormilch«. Versuchen Sie also, es zu längeren Stillmahlzeiten zu animieren. Auch die Ernährung oder Medikamenteneinnahme der Mutter kann die Stuhlfarbe beeinflussen. Wenn Sie sich Sorgen machen, zeigen Sie die Windel ruhig Ihrer Hebamme. Weitere Informationen zum Thema Durchfall und Verstopfung finden Sie auf Seite 71 und Seite 79.

Der gesunde Stillstuhl riecht unaufdringlich-süßlich. Der Stuhl von Babys, die mit industriell hergestellter Säuglingsnahrung gefüttert werden, ist gelblich bis hellbraun, eher zäh und leicht geformt. Flaschenkinder haben seltener Stuhlgang, sollten aber zumindest einmal am Tag Stuhl absetzen. Der Geruch ist hier stärker und etwas durchdringender als bei Stillkindern.

Urin

Ihr Baby sollte innerhalb der ersten 24 Stunden das erste Mal Urin lassen. Da die kleinen Mengen vor allem in Wegwerfwindeln oft nicht erkennbar sind, haben Neugeborenenwindeln manchmal einen Indikatorstreifen, der sich bei Kontakt mit Urin verfärbt.

Ab dem dritten Lebenstag scheidet ein Baby ungefähr 100 bis 300 Milliliter Urin aus, verteilt auf 10 bis 20 Entleerungen. Er sollte hellgelb und geruchsneutral sein. Ein dunkelgelber, stark konzentrierter und riechender Urin weist auf einen Flüssigkeitsmangel hin, den Sie besser medizinisch abklären lassen. Ihre Hebamme wird mit Ihnen zusammen darauf achten, ob Ihr Kind ausreichend ausscheidet und gut gedeiht.

Da sich gerade mit Wegwerfwindeln schwer eine Aussage über die Urinmenge machen lässt, können Sie zum Vergleich eine trockene Windel in die andere Hand nehmen. Die benutzte Windel sollte sich deutlich schwerer anfühlen!

Ausstattung für die erste Babyzeit

Babyausstattung braucht keinesfalls neu zu sein. Vielleicht können Sie sich einiges von Freunden ausleihen, die bereits Kinder haben? Sehen Sie sich auch in Secondhandläden oder auf entsprechenden Onlineportalen um. Gerade für die erste Babyzeit bekommt man die Ausrüstung meist günstig und in einem guten Zustand aus zweiter Hand. Oder möchten Sie sich selbst an die Nähmaschine setzen? Es gibt zahlreiche schöne und praktische Schnitte für Babykleidung.

Den meisten Neugeborenen passen die Größen 50 bis 56. Wie viele Teile Sie brauchen, ist davon abhängig, wie oft Sie Wäsche waschen. Kaufen Sie dennoch nicht zu viel, da sie erfahrungsgemäß noch viele Dinge ungefragt geschenkt bekommen. Hier folgen nun Listen mit einigen sinnvollen Dingen, die Sie am besten schon vor der Geburt anschaffen:

Kleidung

- ☑ fünf Wickelbodys kurzärmelig, bei Winterbabys auch langärmelig
- ☑ zwei bis drei langärmelige Oberteile
- ☑ zwei bis drei Strampler oder Hosen mit breitem Bauchbund, wahlweise: ein Strampelsack
- ☑ vier Paar lange Babysocken oder Babykniestrümpfe
- ☑ ein Paar Beinstulpen (»Babylegs«) für Tragekinder
- ☑ ein dünnes Mützchen für drinnen oder draußen
- ☑ eine Mütze für draußen
- ☑ zwei weiche, saugfähige Halstücher
- ☑ eine Garnitur für draußen, passend zur Jahreszeit

Schlafplatz

- ☑ ein eigener, sicherer Platz im Familienbett oder/und ein Beistellbettchen (»Babybalkon«), Alternative: ein Gitterbett, bei dem sich eine Seite abnehmen lässt
- ☑ ein Schlafsack, passend zu Raumtemperatur und Jahreszeit

Transport und Reisen

- ☑ ein Tragetuch oder eine fertige Babytrage, die für Neugeborene geeignet ist (siehe auch Seite 110 ff.)
- ☑ ein Tragecover, eine Tragejacke oder eine Trageerweiterung, die in den Reißverschluss der eigenen Jacke passt
- ☑ ein Kinderwagen mit Babywanne als Aufsatz (siehe Seite 83)
- ☑ eine Babytransportschale für Autofahrten, die sich möglichst in eine liegende Position bringen lässt
- ☑ Sicherer und elternnaher Schlafplatz für unterwegs (evtl. einfach das Kinderwagenoberteil)

Wickeln und Körperpflege

- ☑ eine leicht zu reinigende Wickelunterlage (am besten maschinenwaschbar)
- ☑ eine Schale für Wasser am Wickelplatz, eine Thermoskanne für warmes Wasser
- ☑ kleine Waschlappen, Einmalwaschlappen oder Feuchttücher
- ☑ Stoffwindeln oder ein Paket Wegwerfwindeln in Größe 1
- ☑ für windelfreies Wickeln: Gefäß zum Abhalten und als Backup Stoffwindeln, saugfähige Einlagen oder Trainerhosen
- ☑ eine Nasstasche (»Wetbag«) für benutzte Stoffwindeln
- ☑ eine Windelentsorgungsmöglichkeit (Windelmülleimer)
- ☑ eine Flasche Mandelöl für hartnäckige Stuhlverschmutzungen
- ☑ eine Wundschutzcreme (nur bei Bedarf anwenden)
- ☑ eine Wärmelampe für kühlere Wickelplätze
- ☑ ein quadratisches Badehandtuch (eventuell mit Kapuze), groß genug, um das Baby darin einzuwickeln
- ☑ weiche Waschlappen
- ☑ ein Badethermometer oder ein wasserdichtes Fieberthermometer
- ☑ eine Babybadewanne oder ein Badeeimer (am Anfang reicht aber auch oft das Waschbecken zum Baden)

- ☑ ein natürliches Öl für die Hautpflege
- ☑ eine weiche Babybürste
- ☑ eine abgerundete Babynagelschere

Stillen

- ☑ einen Still-BH und Stilleinlagen (siehe Seite 30)
- ☑ eine kleine Tube Lanolin (hochgereinigtes Wollfett) zur Brustwarzenpflege
- ☑ ein stabiles Stillkissen oder ein normales festeres Kissen
- ☑ stillfreundliche Kleidung (siehe Kasten)
- ☑ Handmilchpumpe und Becher/Flasche für abgepumpte Milch nicht vorab anschaffen, erst bei tatsächlichem Bedarf

KLEIDUNGSTIPPS FÜRS WOCHENBETT

Als Wöchnerin sollten Sie zusehen, dass sie im Wochenbett über eine gemütliche »Arbeits-Bekleidung« verfügen, in der Sie sich wohl und kuschelig gewärmt fühlen, und die Sie zum Stillen schnell öffnen oder in irgendeine Richtung schieben können. Oberteile, bei denen Ihr Bauch frei liegt und Sie vielleicht noch die Kante zum Fixieren unter Ihr Kinn klemmen, sind recht ungeeignet. Ob nun spezielles Still-Shirt oder Baumwoll-Oberteile mit langer Knopfleiste besser für Sie passen, ist eine reine Geschmacksfrage. Viele reguläre Kleidungsstücke eignen sich ganz wunderbar zum Stillen. Besitzen Sie einen schönen Morgen- bzw. Bademantel? Falls nicht, wäre das Wochenbett durchaus eine gute Gelegenheit, sich einen anzuschaffen.
Ebenfalls sehr praktisch: ein Paar (Haus-)schuhe bzw. Puschen, in die Sie blitzschnell und ohne Zuhilfenahme der Hände hineinschlüpfen können.

Füttern und Flaschennahrung

- ☑ ein Paket Pre-Nahrung, für Kinder mit Allergierisiko hypoallergene Pre-Nahrung (HA Pre, siehe Seite 63 f.), dazu ein Dosierlöffel
- ☑ vier bis fünf Fläschchen (Glas oder BPA-freier Kunststoff) mit Saugern der Größe 1 und dem kleinsten Loch (S), dazu ein Ersatzsauger
- ☑ Flaschenbürste
- ☑ ein Topf zum Abkochen
- ☑ Thermoskanne für abgekochtes Wasser (nur dafür verwenden)
- ☑ Abtropfständer
- ☑ eventuell einen Flaschenwärmer

Gesundheit

- ☑ ein Fieberthermometer
- ☑ ein Nasenabsauger (praktisch: ein Modell, das sich an den Staubsauger anschließen lässt, siehe auch Seite 78)
- ☑ Nachschlagewerk zu Kinderkrankheiten (unsere Empfehlung: »Gesundheit für Kinder« von Herbert Renz-Polster, Kösel)
- ☑ Besuch eines Erste-Hilfe-Kurses (Literaturempfehlung: »Schnelle Hilfe für Kinder« von Janko von Ribbeck, Kösel, darin auch Anregungen für eine »kindgerechte« Hausapotheke)

Sonstige sinnvolle Anschaffungen

- ☑ jede Menge Mullwindeln als Lätzchen, Spucktuch, Unterlage, Kuscheltuch, Sonnenschutz, zum Pucken
- ☑ eine Krabbeldecke oder ein Babyfell, wahlweise auch eine (schadstofffreie!) Krabbelmatte
- ☑ ein Babyphone oder eine Babyphone-App (aber Vorsicht – die App ist empfangsabhängig!)
- ☑ kleine wasserfeste Kulturbeutel oder Wetbags

NÜTZLICHES WICKELTASCHEN-WISSEN

Sie müssen sich mitnichten eine spezielle Wickeltasche kaufen. Wichtig ist nur Folgendes:
- ☑ Grundsätzlich ist eine feste Tasche, in der man die Ausrüstung gebündelt bei sich trägt, sehr sinnvoll. Besonders, wenn verschiedene Menschen mit Ihrem Kind unterwegs sind.
- ☑ Die Tasche sollte gerade in der Anfangszeit geräumig genug für Wickelunterlage, Feuchttücher/Waschlappen, Wechselkleidung etc. sein und idealerweise verschiedene Fächer haben, damit Sie nicht wühlen müssen.
- ☑ Hygienischer wird es mit einem verschließbaren Fach für Windeln, die man nicht sofort entsorgen kann oder nasse Kleidungsstücke. Hier können Sie sich aber auch mit wasserfesten Beuteln (zum Beispiel aus dem Outdoorladen) behelfen.
- ☑ Ist die Tasche erstens abwaschbar und zweitens unempfindlich, schonen Sie Ihre Nerven.
- ☑ Zum Befestigen am Kinderwagen gibt es mittlerweile praktische Klettverschluss-Karabinerhaken-Kombis einzeln zu kaufen.

Bedürfnisse

Für Ihr Baby ist vieles neu, aber auch einiges vertraut, wenn es auf die Welt kommt. Es kennt die Wärme und Nähe seiner Mutter und auch die Stimmen der Eltern. Es fühlt sich geborgen und sicher, wenn es Vertrautes spürt – und auch dann, wenn seine Bedürfnisse prompt erfüllt werden. Ja, es sind wirkliche Bedürfnisse und keine Launen, wenn Ihr Baby vehement Nähe und Körperkontakt einfordert. Das ist ebenso wichtig wie die Nahrung, die Sie ihm durch das Stillen oder Füttern geben. Ihr Kind ist zunächst in allem auf Sie angewiesen und meldet sich deshalb lautstark, wenn es Sie nicht in seiner Nähe weiß. Das gehört zu seinem evolutionär geprägten Überlebensprogramm. Schließlich weiß das Baby ja nicht, dass es in der warmen, sicheren Wohnung liegt und Sie nur ein Zimmer weit weg sind. Es könnte ja auch sein, dass dies die Höhle mit dem hungrigen Löwen davor ist und Sie weit entfernt ... Es ist also wichtig, dass Sie möglichst sofort auf die Signale Ihres Kindes reagieren.

Bevor ein Baby weint, gibt es eine ganze Reihe feiner Anzeichen, mit denen es auf seine Bedürfnisse hinweist. Wenn Sie viel Zeit miteinander verbringen, werden Sie Ihr Baby »lesen« lernen. Sie werden bald erkennen, wann es Hunger hat (siehe Seite 104 f.) oder wann ihm etwas einfach zu viel wird. Vielleicht runzelt es die Stirn oder dreht sich weg, sodass Sie auch ganz ohne Worte wissen, was es nun brauchen könnte. Anfangs werden Sie nicht immer richtig liegen und müssen einfach viel ausprobieren. Aber schon bald werden Sie sich aufeinander eingestimmt haben und Sie werden Ihrem Kind intuitiv das geben, was es gerade braucht – ohne noch groß darüber nachzudenken.

Es reicht längst nicht aus, als Eltern dafür zu sorgen, dass das Baby »satt und sauber« ist. Für eine gesunde Entwicklung braucht es auch emotionale Zuwendung. Es ist also kein »Verwöhnen«, wenn Sie Ihr Baby tragen, kuscheln, streicheln und intensiv mit ihm im Kontakt sind. Dies ist vielmehr ein lebensnotwendiger Beistand, weil sich das Baby noch nicht angemessen selbst regulieren kann. Seine vielen neuen Eindrücke und Gefühle müssen verarbeitet werden. Gründe, weshalb Ihr Baby weint oder Unmut äußert, können neben Hunger, Müdigkeit, Überhitzung oder Frieren auch Nähebedürfnis, Reizüberflutung, Angst, Langeweile oder Schmerzen sein.

Das Baby hochzunehmen und ihm Nähe zu geben, ist immer die erste Strategie, um seinen Stress schon einmal etwas abzubauen. Und auch Ihren, denn es ist von der Natur so vorgesehen, dass Sie auf das Weinen Ihres Babys mit einer erhöhten Herzfrequenz und körperlicher Anspannung reagieren: So steigert sich Ihr Bedürfnis, sich zu kümmern. Lassen Sie sich also von niemandem einreden, dass Sie nicht »sofort springen« sollen, wenn sich Ihr Kind meldet. Ihr Bauch und Ihr Herz werden Ihnen ganz genau sagen, was zu tun ist. Hören Sie darauf. Je mehr Sie dies tun, umso selbstständiger wird Ihr Kind später werden und mit einem sicheren, geborgenen Grundgefühl durchs Leben gehen.

Literatur
Mierau, Susanne: Geborgen wachsen, Kösel 2016

Bindung

Der Wunsch nach Bindung ist eines der elementarsten Bedürfnisse Ihres Babys. Schließlich ist es, wie wir gerade weiter oben erklärten, anfangs in *allem* auf Sie, seine Bindungspersonen, angewiesen. Die Bindung ist also überlebensnotwendig. Die innere Verbundenheit zwischen Mutter und Kind entsteht schon in der Schwangerschaft, aber auch Väter können bereits vor der Geburt ihre Beziehung zum Kind aufbauen, indem sie zum Beispiel Kontakt mit dem Baby über den Bauch aufnehmen. Unmittelbar nach der Geburt begünstigt die hormonelle Situation das »Bonding«, also den bindungsaufbauenden Erstkontakt zwischen Eltern und Kind. Körper- und vor allem Hautkontakt ist dafür elementar, weshalb ein Baby nach der Geburt unmittelbar bei seiner Mutter sein und bleiben sollte. Wenn das nicht geht (zum Beispiel wegen eines Kaiserschnittes in Vollnarkose), sollte der Vater hier übernehmen.

Auch das Stillen ist bindungsfördernd. Zu viele Eingriffe bei der Geburt und die Routine im Kreißsaal danach können den Bondingprozess beeinträchtigen. Das heißt aber nicht, dass sich in solchen Fällen gar keine Bindung zwischen Eltern und Kind einstellen kann, sondern einfach, dass der Start etwas erschwert ist. Das gilt auch für Kinder, die zu früh oder krank geboren werden und bei denen zunächst die medizinische Versorgung im Vordergrund steht. Sobald der Zustand des Babys dann stabil ist, braucht es engen Hautkontakt mit mindestens einem Elternteil. Das stärkt nicht nur die Bindung, sondern auch sein Allgemeinbefinden. Dass Sie Ihr Kind berühren, mit ihm kuscheln und sanft mit ihm sprechen ist also nicht etwa ein mögliches Entgegenkommen, sondern lebenswichtig. Positive Bindungserfahrungen von Anfang an sind die beste Voraussetzung dafür, dass das Kind sich psychisch gesund entwickelt.

Auch wenn die Geburt eine perfekte Situation ist, um Bindung herzustellen, ist die Chance dazu hinterher keineswegs vorbei. Anders als bei anderen Säugetieren können Menschen auch nach einer Trennung von Mutter und Kind eine gute Bindung etablieren. Da die Voraussetzungen (wie zum Beispiel die Hormonlage) aber später nicht mehr ganz so optimal sind, ist es sinnvoll, das Bonding bewusst mit Ritualen zu unterstützen und »nachzuholen« (siehe Seite 16). Die Geburt ist nur der Anfang eines langen Prozesses. Als Mutter und auch als Vater stärken Sie die Bindung zu Ihrem Baby jeden Tag ein bisschen mehr, in dem Sie sich liebevoll kümmern.

Literatur

Brisch, Karl Heinz: SAFE®. Sichere Ausbildung für Eltern. Sichere Bindung zwischen Eltern und Kind, Klett-Cotta 2010

Füttern

Vielleicht entscheiden Sie sich bewusst dafür, Ihrem Baby von Anfang an das Fläschchen zu geben. Oder es ergibt sich im Laufe der Stillzeit ein medizinischer Grund. Für manche Eltern ist auch Stillen *plus* Fläschchengabe der passende Weg. Mehr zu Füttermethoden für zusätzlich gestillte Kinder finden Sie ab Seite 108. Auch beim Füttern können Baby und Eltern von der besonderen Innigkeit bei der Nahrungsaufnahme profitieren.

Liebevolle Flaschenfütterung

- [ ] Machen Sie es sich mit Ihrem Kind bequem. Halten Sie alles Nötige wie das Fläschchen und die Spuckwindel griffbereit.
- [ ] Körperkontakt beim Füttern tut Ihnen beiden gut. Also nehmen Sie Ihr Kind schön geborgen in den Arm, so, dass Sie sich auch in die Augen schauen können. Sprechen und kuscheln Sie mit Ihrem Baby beim Füttern.
- [ ] Stimulieren Sie die Lippen Ihres Kindes mit dem Sauger, damit es selbst den Mund aufmacht. Richten Sie sich nach dem Rhythmus und dem Bedarf Ihres Kindes. Manche Babys trinken eher schnell, andere brauchen Zeit und viele Pausen zwischendurch. Das ist beim Stillen auch so.
- [ ] Die Trinkmenge bestimmt Ihr Baby. Das heißt, dass die Flasche nicht immer leer werden muss. Wenn es Sie stresst, immer auf die Menge zu schauen, können Sie einfach einen Flaschenüberzug verwenden.
- [ ] Wechseln Sie beim Füttern die Seite (wie beim Stillen)
- [ ] Lassen Sie Ihr Kind nach dem Trinken aufstoßen, indem Sie es leicht über Ihre Schulter legen und ganz sanft auf seinen Rücken klopfen. Schützen Sie Ihre Kleidung, da mit dem »Bäuerchen« oft etwas Milch herauskommt.

FLÄSCHCHENZUBEREITUNG SCHRITT FÜR SCHRITT

1. Waschen Sie sich gründlich die Hände, bevor Sie Pre-Nahrung in Pulverform anrühren.
2. Erwärmen Sie frisches Leitungswasser auf 40 Grad Celsius, oder (hygienisch sicherer!) lassen Sie abgekochtes Wasser auf diese Temperatur abkühlen. Zu heißes Wasser kann die Eiweiße und Vitamine in der Nahrung zerstören. Geben Sie die notwendige Menge Wasser ins Fläschchen.
3. Halten Sie sich bitte exakt an die vom Hersteller angegebene Dosierung und verwenden Sie nur den beigefügten Messlöffel. Sie können gegebenenfalls mit einem sauberen Messerrücken abstreichen.
4. Geben Sie das Milchpulver in die Babyflasche. Verschließen Sie das Fläschchen fest und schütteln Sie es, bis sich das Pulver aufgelöst hat. Alternativ können Sie auch mit einer sauberen Gabel gut umrühren. So bilden sich weniger Luftbläschen, die Verdauungsbeschwerden beim Kind verursachen können.
5. Überprüfen Sie vor dem Füttern noch einmal die Temperatur, indem Sie ein paar Tropfen Milch auf Ihr Handgelenk geben. Das sollte sich angenehm anfühlen, dann stimmt in der Regel auch die Trinktemperatur. Wenn die Milch noch zu heiß ist, kühlen Sie das Fläschchen unter fließendem kaltem Wasser ab.

Babyflaschen und Sauger

Babyflaschen bestehen aus Glas oder Kunststoffen. Glas ist zwar schwerer und zerbrechlicher, hat aber den Vorteil, schadstofffrei zu sein. Außerdem ist es leicht zu reinigen. Glas ist zudem etwas hygienischer, weil im Kunststoff mit dem Gebrauch kleine Kratzer entstehen, in denen sich Milchreste und Bakterien festsetzen können. Kunststoffflaschen sollten schadstoffarm hergestellt sein (auf der Verpackung vermerkt). Anfangs reichen Flaschen aus, die 125 Milliliter fassen. Später sind 250-Milliliter-Flaschen wahrscheinlich passender.

Passende Sauger für Babyflaschen gibt es aus Silikon, Latex und Kautschuk. Latex ist elastischer und reißfester als Silikon, allerdings wird es durch häufigen Gebrauch schneller brüchig. Silikon verträgt das ständige Benutzen und Reinigen besser, kann aber im Zahnalter vom Kind leichter zerbissen werden. Kautschuk ist ein Naturmaterial und ebenfalls sehr elastisch. Allerdings ist es recht hitzeempfindlich und wird schnell porös. Wählen Sie die kleinsten Sauger (Größe 1) mit einer möglichst symmetrischen Form. Wichtig ist ein kleines Saugerloch (Größe S), damit die Nahrung nicht zu schnell herausfließt.

Geeignete Säuglingsnahrung

Als Säuglingsnahrung (Formula) empfiehlt sich die sogenannte Pre-Nahrung, die in der Nährstoffzusammensetzung auf die Bedürfnisse von Babys zugeschnitten ist. Sie kann von Geburt an bis zum Ende der Fläschchenzeit verwendet werden. Zwischendurch müssen Sie also nicht auf sogenannte Folgenahrung (Folgemilch 2 oder 3) umsteigen. Experten raten sogar ganz klar davon ab, weil die 2er- und 3er-Nahrung gesundheitliche Nachteile mit sich bringt. Ihr Kind braucht vor Beginn der Beikostzeit auch keine zusätzliche Flüssigkeit wie Tee oder Wasser.
Für Kinder mit einem Allergierisiko – wenn Eltern oder Geschwisterkinder eine Allergie wie zum Beispiel Heuschnupfen haben – eignet sich die sogenannte HA-Nahrung. »HA« steht für »hypoallergen« und bedeutet, dass hier die Milcheiweißbestandteile weiter aufgespalten sind als bei anderer Säuglingsnahrung. Das führt auch zu einem etwas bittereren Geschmack. Diese Nahrung verwenden Sie, bis Sie Beikost einführen. Sämtliche Spezialnahrungen, zum Beispiel bei Allergien oder bei vermehrtem Spucken (Reflux), sollten allerdings nur nach Rücksprache mit medizinisch ausgebildeten Beratern gefüttert werden.
Bitte verwenden Sie keine Säuglingsnahrung auf der Basis einer anderen tierischen oder pflanzlichen Milch, da hier nicht sichergestellt ist, dass alle erforderlichen Nährstoffe in ausreichender Menge vorhanden sind. Säuglingsnahrung selbst herzustellen ist ebenfalls keine sichere Ernährungsmöglichkeit für ein Baby. Die Zusammensetzung der Pre-Nahrung hingegen unterliegt speziellen gesetzlichen Vorgaben. Es gibt auch Pre-Nahrungen, die zusätzlich Pro- und Präbiotika enthalten, die sich positiv auf die Darmflora des Kindes auswirken sollen. Der Nutzen konnte bisher allerdings wissenschaftlich noch nicht belegt werden. Mittlerweile gibt es Pre-Nahrung auch außerhalb der Klinik als trinkfertiges Produkt zu

kaufen. Allerdings sind die kleinen Fertigflaschen vergleichsweise teuer und hinterlassen eine ganze Menge Müll. Darum sind sie wohl eher eine Notlösung für Situationen, in denen Pulvernahrung tatsächlich einmal nicht hygienisch zubereitet werden kann.

Säuglingsnahrung zubereiten

In Deutschland ist das Trinkwasser streng kontrolliert. Grundsätzlich können Sie das Wasser zur Zubereitung von Säuglingsnahrung also der Leitung entnehmen, nachdem Sie zuvor etwas Standwasser ablaufen haben lassen, und es dann auf die erforderlichen 40 Grad Celsius erwärmen. Allerdings garantieren die Wasserwerke die Qualität des Wassers nur bis zum Hausanschluss. Da Sie nie ganz sicher sein können, ob die Leitungen und Wasserhähne in Ihrer Wohnung keimfrei sind, empfiehlt es sich – vor allem in der Anfangszeit – durchaus, das Wasser für ein paar Minuten in einem Topf auf dem Herd abzukochen. Wasserkocher sind hierfür nicht geeignet, weil sie sich abschalten, sobald das Wasser bis zum Siedepunkt erhitzt wurde. Kochen Sie die benötigte Wassermenge einmal am Tag ab und verwahren Sie das Wasser für die nächsten 24 Stunden in einer sauberen Thermoskanne. Diese Kanne sollte ausschließlich für abgekochtes Wasser verwendet werden. Generell *nicht* für die Zubereitung von Babynahrung geeignet ist Wasser aus Wasserfiltern, Warmwasserboilern, ungeprüften Hausbrunnen, aus Bleileitungen sowie Leitungswasser aus Regionen mit erhöhtem Urangehalt.

Es gibt auch spezielle, als »Babywasser« gekennzeichnete Produkte, von denen aber ein Liter in etwa so viel kostet wie hundert Liter Leitungswasser. Alternativ können Sie Mineralwasser benutzen, das den Aufdruck »Für die Zubereitung von Säuglingsnahrung geeignet« trägt. Bereiten Sie die Säuglingsnahrung immer frisch zu und geben Sie Ihrem Baby die Mahlzeit innerhalb von einer Stunde. Die Milch können Sie im Flaschenwärmer warm halten, aber nicht länger als 45 Minuten. Sie können auch einfach zimmerwarme Flaschenmilch geben, wenn Ihr Baby das mag. Bereits »angenuckelte« Milch darf nicht erneut erwärmt werden! Spätestens nach einer Stunde muss übrig gebliebene Milch entsorgt werden.

Reinigung des Fläschchens

Flasche und Sauger müssen Sie gründlich säubern. Die Flaschen sollten Sie unmittelbar nach Gebrauch entweder in der Spülmaschine (bei mindestens 70 Grad Celsius) oder gründlich mit einer Flaschenbürste und Spülmittel unter fließendem Wasser reinigen. Stellen Sie die Flaschen zum Trocknen mit der Öffnung nach unten auf ein sauberes Geschirrtuch. Alternativ können Sie auch einen Abtropfständer nutzen, wenn Sie ihn ebenfalls regelmäßig reinigen.

Das Sterilisieren (Entkeimen durch Auskochen) der Flaschen ist nicht erforderlich. Für Frühgeborene, für kranke Kinder und innerhalb von Kliniken gelten allerdings andere Maßstäbe. Die Gummisauger sollten Sie dennoch gelegentlich auskochen, weil sich Bakterien daran besonders schnell festsetzen. Legen Sie die Sauger einfach fünf Minuten in einen Topf mit sprudelnd kochendem Wasser.

Das Pre-Nahrungspulver bewahren Sie bitte verschlossen, sauber und trocken in der Originalverpackung auf. Denken Sie daran, Kunststoffflaschen regelmäßig auszutauschen, wenn diese porös oder brüchig wirken. Die Sauger sollten Sie ungefähr alle vier Wochen erneuern.

Nahrungsmenge nach Bedarf

Die empfohlene Pre-Nahrung geben Sie einem gesunden, reif geborenen Baby nach Bedarf. Das heißt, dass Sie keine bestimmte Menge einhalten müssen. Wenn Ihr Baby aufhört zu trinken oder beim Trinken einschläft, beenden Sie die Mahlzeit, auch wenn die Flasche noch nicht leer ist. Ebenso ist ein Nachschlag erlaubt, wenn die Flasche leer getrunken ist, Ihr Kind aber offensichtlich noch Hunger hat. Die Trinkmenge sollte von fünf bis zehn Millilitern pro Mahlzeit am ersten Tag nach und nach zunehmen. Die Menge hängt aber immer von der Häufigkeit der Mahlzeiten ab. Bei Frühgeborenen oder erkrankten Kindern können andere Empfehlungen gelten, die dann individuell mit Ihnen abgesprochen werden. Dass Ihr Baby gut gedeiht, sehen Sie an seiner Entwicklung, seinem Gewicht (siehe auch Seite 81) und seinen Ausscheidungen (siehe auch Seite 52 f.).

Gebärmutterheimweh

In den ersten Tagen ist es gar nicht so selten, dass Babys nach dem Stillen oder Füttern einschlafen, sich leicht »ablegen« lassen und vielleicht sogar nachts drei oder vier Stunden am Stück schlafen. Viele Neugeborene schlafen anfangs sozusagen immer und überall. Gerade Erst-Eltern haben dann oft den Eindruck, dass sie »Glück mit dem Kind haben«, dass es »schon einen guten Rhythmus hat« oder »einfach pflegeleicht« ist. Wir empfehlen Ihnen, diese entspannte Zeit als Geschenk zu sehen und sie prophylaktisch zum Auftanken der eigenen Kräfte zu nutzen. Und weisen vorsichtig darauf hin, dass sich dieses Verhalten bei vielen – nicht bei allen – Kindern noch einmal ändert, wenn sie zwei oder drei Wochen alt sind. Dann werden viele Babys nämlich etwas »anspruchsvoller«. Die Bedingungen müssen nun schon genau stimmen, damit sie einschlafen.

Sicher, satt und geborgen – das sind Babys nun mal meistens in mütterlicher oder väterlicher Nähe. Sie haben nichts falsch gemacht, wenn das Kind auf einmal unruhiger schläft oder insgesamt unzufriedener erscheint. Die zunehmende Unruhe, bevorzugt in den Abendstunden, nennen Hebammen »Gebärmutterheimweh«. Die Ursache ist das vermehrte Aufnehmen und Verarbeiten von neuen Eindrücken oder auch ein Wachstumsschub, der etwa drei Wochen nach der Geburt stattfindet. Ihr Baby ist dann auf einmal nur noch im direkten Körperkontakt und mit ständigem Zugang zur Nahrungsquelle zufrieden. Dieses Idealszenario hat es schließlich rund 40 Schwangerschaftswochen lang erlebt. So kommt es, dass manche Babys von Anfang an und viele ungefähr ab der dritten Lebenswoche deutlich bedürftiger sind, was die elterliche Nähe anbelangt. Das Gute an anstrengenden Babyphasen ist, dass sie absehbar immer wieder von Zeiten abgelöst werden, in denen alles ein bisschen leichter läuft. Natürlich lassen sich diese Abschnitte nicht für jedes Kind genau vorherbestimmen, aber das Gebärmutterheimweh ereilt viele zwei bis drei Wochen alte Babys genauso zuverlässig wie die sechs Monate alten ein verändertes Schlafverhalten und eine große Anhänglichkeit.

Sie wissen schon: »Es ist alles nur eine Phase!«, auch wenn man das zwischendurch manchmal nicht mehr hören mag.

Selbstfürsorge darf nicht zu kurz kommen

Sorgen Sie gut für sich, gerade in anstrengenden Phasen, und schlafen Sie, wann immer es möglich ist. Erlauben Sie sich Unterstützung, gutes Essen, an manchen Tagen viel Schokolade oder was Ihnen sonst so guttut. Es ist letztlich nur eine kurze Zeit, in der Ihr Kind Sie so intensiv braucht!

Wenn Sie merken, dass die Bedürfnisse Ihres Babys Sie überfordern, dürfen und sollten Sie sich Hilfe holen. Klären Sie zunächst bei Ihrem Kinderarzt ab, dass keine körperliche Ursache vorliegt. Kinder mit sogenannten Regulationsstörungen, auch »High-Need-Babys« oder »24-Stunden-Babys« genannt, brauchen etwas mehr Hilfe, um sich zu regulieren. Eine anstrengende Aufgabe für Sie als Eltern. Die betreuende Hebamme ist eine gute erste Ansprechpartnerin für Ihre Sorgen. Um die Situation zu verbessern, reichen manchmal neue Beruhigungsstrategien fürs Kind und Entspannungstechniken für die Eltern sowie Tipps zur Entlastung im Alltag aus. Manchmal ist aber auch ein weiterführendes Hilfsangebot (zum Beispiel eine »Schreiambulanz« oder eine Praxis für »Emotionelle Erste Hilfe«) der richtige Weg. Es gibt auch hier kein Patentrezept für alle Eltern und Babys. Anstrengend dürfen sich solche Phasen anfühlen – schlecht gehen sollte es Ihnen aber nicht. Denn elterliche Kraft ist und bleibt nicht verhandelbar.

Literatur

Renz-Polster, Herbert: Kinder verstehen, Kösel 2009

Gesundheit von A–Z
Allergien und Neurodermitis

Allergien können die Atemwege, die Haut und das Verdauungssystem betreffen. Meist zeigen sich Allergien in der ersten Babyzeit noch nicht, Hautekzeme wie Neurodermitis treten manchmal aber schon in den ersten Wochen auf.

Die Neurodermitis ist keine Allergie, gehört wie diese jedoch zu den Überempfindlichkeitsreaktionen (Atopien). Bei einer allergischen Sensibilisierung kann der Kontakt mit Allergenen (allergieauslösenden Stoffen) Schübe der Neurodermitis auslösen oder ein Ekzem verschlimmern. Besprechen Sie in solchen Fällen eine Behandlung mit Ihrem Kinderarzt. Er wird Sie in schweren Fällen an einen Allergologen weiterverweisen.

Allergien können sich in der Säuglingszeit durch Verdauungsbeschwerden bemerkbar machen. Generell ist Muttermilch die beste Ernährung zur Allergieprävention. Eine besondere allergenarme Ernährung der stillenden Mutter ist nicht erforderlich. Beim Konsum von Milchprodukten kann es jedoch sein, dass kleine Mengen der Kuhmilcheiweiße über die Muttermilch übertragen werden. Manche Babys reagieren schon auf diese winzigen Mengen mit Verdauungsbeschwerden oder Hautproblemen. Auch Blut im Stuhl kann ein mögliches Symptom sein, das aber grundsätzlich medizinisch abgeklärt werden sollte.

Beim Stillen können Sie dann Milchprodukte versuchsweise über einen bestimmten Zeitraum weglassen, um zu sehen, ob sich die Situation verbessert. Dieses Vorgehen oder auch weitere Untersuchungen sollten Sie mit dem Kinderarzt absprechen.

Säuglinge haben ein erhöhtes Allergierisiko, wenn ein Eltern- oder Geschwisterteil selbst an einer Allergie (zum Beispiel Heuschnupfen), an Neurodermitis oder an allergischem Asthma leidet. Wenn Sie ein allergiegefährdetes Kind nicht oder nur teilweise stillen, sollten Sie mit einer hypoallergenen Pre-Nahrung (HA Pre) zufüttern (siehe auch Seite 63). Für alle Kinder gilt: Eine rauchfreie Umgebung und ein gesundes Innenraumklima senken das Allergierisiko deutlich.

Bindehautentzündung (Konjunktivitis)

Bindehautentzündungen kommen in der Neugeborenenzeit häufiger vor. Dabei kann es sein, dass Bakterien während oder nach der Geburt ins Auge gelangt sind. Im Gegensatz zu einem nur gereizten Auge ist das Auge bei einer Infektion meist gerötet, eitrig und geschwollen zugleich. Die Rötung zeigt sich gut, wenn Sie das Unterlid etwas nach unten ziehen. Bei eitrigem Sekret im Auge und leichter Rötung kann es sich auch um einen verengten Tränenkanal (Tränengangstenose, siehe auch Seite 78) handeln.

Eine wirkliche Infektion lässt sich nicht mit naturheilkundlichen Mitteln (zum Beispiel Euphrasia-Augentropfen) behandeln. Die homöopathische Therapie bringt nur bei einer Reizung des Auges nach zwei bis drei Tagen eine deutliche Besserung. Suchen Sie bei Verdacht also zeitnah den Kinderarzt auf. Die Praxis kann mit einem Abstrich den Erreger bestimmen. Bei einer bakteriellen Konjunktivitis wird der Kinderarzt antibiotische Augentropfen verordnen, die Sie Ihrem Kind meist mehrmals täglich ins Auge träufeln müssen. Achten Sie auf eine gute Handhygiene, da Bindehautentzündungen oft sehr ansteckend sind.

Blähungen und »Dreimonatskoliken«

In der Schwangerschaft wird das Baby über die Plazenta mit allen Nährstoffen versorgt. Gleich nach der Geburt muss der Magen-Darm-Trakt diese Aufgabe übernehmen. Genau wie Hunger ein ganz neues Gefühl für das Kind ist, so empfindet es auch die Verdauung erst einmal als ungewohnt und hin und wieder auch als unbehaglich. Ihr Baby verarbeitet

Gesundheit von A–Z 69

dies genau wie andere neue Reize mit Schreien. Und dies vor allem in den Abendstunden, also ausgerechnet zu einer Tageszeit, in der die elterlichen »Akkus« schon ziemlich entladen sind. Wenn das Baby dabei die Beinchen anzieht und der Bauch prall gewölbt erscheint, werden meist »Koliken« vermutet.

Man kann nicht mit Sicherheit sagen, was genau Ihr Baby gerade beschäftigt, wenn es so untröstlich weint. Der Begriff »Dreimonatskoliken« impliziert jedoch, dass das Kind Schmerzen bei der Verdauung hat und deswegen schreit – also bricht häufig elterlicher Aktionismus aus, um die Ursache zu bekämpfen. Schnell wird die Ernährung der stillenden Mutter (siehe auch Seite 141) verdächtigt, aber auch ein zu häufiges oder zu hektisches Trinken.

Es gibt diverse Theorien und ebenso viele Behandlungsansätze. Gerade Maßnahmen, die sehr in die Ernährung des Kindes eingreifen (indem zum Beispiel Stillzeiten reglementiert werden) erweisen sich in der Regel als nicht sinnvoll. Dadurch treten oft neue Schwierigkeiten auf, etwa Probleme mit der Milchbildung.

Bei Maßnahmen wie der sanften Bauchmassage mit Fenchelöl, das Halten der Beinchen in der Froschposition oder dem Herumtragen im Fliegergriff können Sie jedoch nicht viel falsch machen. Außer, dass Ihr Kind überreizt wird, wenn Sie alles auf einmal versuchen – gehen Sie also mit Bedacht vor.

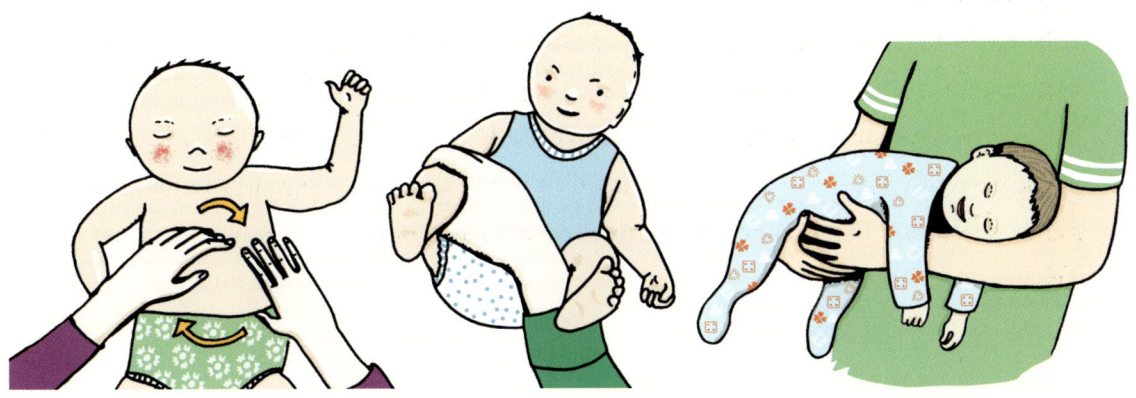

Vielleicht entspannt sich Ihr Kind beim Baden, oder ein warmes Kirschkernkissen auf dem Bäuchlein tut ihm gut. Es gibt kein Patentrezept. Auch Medikamente, die eine entschäumende Wirkung haben, sind kein Allheilmittel. Das Wichtigste ist, dass Sie Ihr

Kind mit Liebe und Nähe durch diese schreiintensive und für alle anstrengende Phase begleiten. Meist wird das Weinen nach drei Monaten tatsächlich weniger, was den Begriff »Dreimonatskolik« erklärt. Das Tragen mit Tuch oder Tragehilfe (siehe auch Seite 110) hilft dem Baby wie den Eltern. Wenn Sie beim Tragen schnell spazieren gehen oder tanzen, bauen Sie den Stress körperlich ab, und Ihr Kind wird durch das rhythmische Geschaukel auch etwas entspannter. Beim Verdacht auf ernsthafte Verdauungsprobleme oder andere Schmerzen gehen Sie bitte zum Kinderarzt.

Blutschwämmchen (Hämangiom)

Blutschwämmchen bilden sich bei vier bis fünf Prozent aller Babys meist in den ersten Lebenswochen und vergrößern sich zunächst. Sie zeigen sich anfangs als ebene hellere rötliche oder bläuliche Flecken, später als rötliche schwammartige Erhebungen auf der Haut. Meist ist keine Therapie notwendig, und die Geschwulst bildet sich von allein wieder zurück, was allerdings einige Jahre dauern kann. Nur bei Blutungen, tiefer liegenden Blutschwämmen oder aus kosmetischen Gründen kann eine Behandlung erforderlich sein. Besprechen Sie mit Ihrem Kinderarzt das weitere Vorgehen.

Brustdrüsenschwellung und Brustdrüsenentzündung

Nach der Geburt verändert sich die hormonelle Situation des Babys. Ungefähr am zweiten oder dritten Lebenstag bewirken die Hormone manchmal eine Brustdrüsenschwellung. Die Schwellung ist nicht behandlungsbedürftig und geht in der zweiten oder dritten Lebenswoche meist von selbst zurück. Zur Linderung können Sie die empfindlichen Stellen mit etwas Heilwolle (aus der Apotheke) oder Watte auspolstern. Eventuell sondern die Brüste des Kindes sogar etwas Sekret ab (»Hexenmilch«). Unterlassen Sie jegliches »Ausdrücken«! Das kann dazu führen, dass Bakterien eintreten und eine Brustdrüsenentzündung entsteht. Eine Entzündung zeigt sich durch eine Rötung und stärkere Schwellung der Brustdrüse, die sich zudem warm anfühlt. In diesem Fall müssen Sie den Kinderarzt aufsuchen. Durch die hormonelle Veränderung kann bei neugeborenen Mädchen auch ein vaginaler Ausfluss bis hin zu einer kleinen, menstruationsartigen Blutung auftreten. Dies ist nicht behandlungsbedürftig, mögliche andere Blutungsursachen sollten aber ausgeschlossen sein.

Gesundheit von A–Z

Durchfall (Diarrhoe)

Stillkinder haben gerade in den ersten Wochen eine hohe Stuhlfrequenz und einen eher dünnflüssigen Stuhl (siehe auch Seite 52 f.). Dies ist normal und kein Durchfall. Bei Durchfall hat das Baby zehn Mal oder häufiger einen sehr wässrigen Stuhl, der meist auch übel riecht, wenn eine Infektion die Ursache ist. Es gibt auch Erkrankungen des Verdauungsapparates, die mit Durchfällen einhergehen. Oft ist dann Schleim oder Blut im Stuhl sichtbar. Da gerade Säuglinge durch Durchfall sehr schnell »austrocknen« (Dehydration) und sich ihr Elektrolythaushalt verschiebt, sollten Sie in solchen Fällen sofort den Kinderarzt konsultieren. Häufigeres Stillen ist auf jeden Fall sinnvoll, um den Flüssigkeitsverlust auszugleichen.

Fieber

Von Fieber spricht man, wenn die Körpertemperatur (siehe auch Seite 87) über 38,4 Grad Celsius steigt. Bei Babys unter einem halben Jahr und vor allem bei Neugeborenen sollten Sie aber schon ab einer Temperatur von 38,0 Grad den Kinderarzt konsultieren, weil das unreife Immunsystem des Kindes Erreger noch nicht so gut abwehren kann. Gegebenenfalls muss früh genug mit einer Therapie begonnen werden, um Komplikationen zu vermeiden.

Die Temperatur können Sie am besten mit der rektalen Messung (im Po) ermitteln. Legen Sie dafür Ihr Baby auf den Rücken, winkeln Sie beide Beinchen mit einer Hand an und bewegen Sie sie in Richtung Bauch. So entspannt sich der Schließmuskel etwas, was das Einführen des Thermometers erleichtert. Führen Sie das Thermometer sanft und langsam mindestens einen Zentimeter weit in den After ein und warten Sie, bis das akustische Signal das Ende der Messung anzeigt. Messen mit einem Stirn- oder Ohrthermometer ist zwar stressfreier für das Kind, liefert aber ungenauere Werte, die mehr als ein Grad von der rektalen Temperatur abweichen können.

Hautveränderungen

Die Haut eines Neugeborenen ist sehr empfindlich und reagiert schnell auf die vielen neuen Umwelteinflüsse. Alles Wichtige zu *Hautveränderungen im Windelbereich* finden Sie auf Seite 80. Nachfolgend einige häufige Erscheinungen:

- ☑ Im Mutterleib ist die Haut noch von der »Käseschmiere« (*Vernix*) geschützt. Wenn Ihr Baby diesen Belag bei der Geburt noch hat, lassen Sie ihn ruhig einziehen. Baden direkt nach der Geburt oder in den ersten Wochenbetttagen ist ohnehin nicht notwendig (siehe auch Seite 84).
- ☑ Manchmal kommen Babys mit einer recht *trockenen Haut* zur Welt, meist dann, wenn sie weit nach dem errechneten Geburtstermin geboren worden sind. In den Hautfalten (Achselhöhlen, Leistenbeuge, Hals und hinter den Ohren) kann die Haut schneller wund werden und bedarf deshalb auch einer regelmäßigen Pflege, zum Beispiel mit Öl. Halten Sie diese Bereiche auch immer gut trocken. Rissige oder entzündliche Stellen können Sie mit etwas Calendulaöl auf einem weichen Läppchen abtupfen.
- ☑ Sehr häufig treten kleine *Pickel* auf, zum einen durch die neuen Reize für die Haut, zum anderen durch die Hormonumstellung. Diese »Neugeborenenakne« verschwindet nach wenigen Tagen wieder. Bei Pickeln, die größer und eitrig sind oder die sich rasch ausbreiten, sollte der Kinderarzt abklären, woher der Ausschlag kommt – zum Beispiel durch eine Virusinfektion (Virusexanthem) – und Ihnen sagen, ob eine Behandlung erforderlich ist.
- ☑ *Milien* sind kleine, mit Talg gefüllte Pickelchen, die häufig im Gesicht, aber auch an anderen Körperstellen auftreten. Manchmal ist die Haut rundherum leicht gerötet. Milien sind aber nicht entzündlich und bedürfen keiner besonderen Behandlung.
- ☑ Schweißfrieseln (*Miliaria rubra*) sind ganz kleine rötliche Pünktchen, die flächenhaft an Stellen auftreten, an denen geschwitzt wird, wie zum Beispiel im Nacken- oder Windelbereich. Meist war das Kind dann zu warm angezogen oder

die Umgebungstemperatur zu hoch. Die Frieseln gehen wieder zurück, wenn Sie den Grund für die Überwärmung beseitigen. Wenn Ihr Kind zum Schwitzen neigt, sollten Sie auf temperaturausgleichende Materialien in der Kleidung (wie zum Beispiel ein Wolle-Seide-Gemisch) achten.

Herpesinfektion (Herpes simplex)

Viele Menschen tragen das Herpes-Virus in sich. Eine Infektion kann im Genitalbereich ausbrechen, was während der Schwangerschaft und Geburt besondere Maßnahmen erfordert. Für Neugeborene ist neben dem Genitalherpes aber auch der viel häufigere Lippenherpes (Herpes labialis) gefährlich, weil das Immunsystem des Babys noch nicht ausgereift ist und die Viren sich im ganzen Körper ausbreiten können. Wenn Sie also bei sich oder Personen, die mit Ihrem Baby Kontakt haben, eine Herpesinfektion bemerken, sorgen Sie dafür, dass sich Ihr Kind nicht anstecken kann, indem es zum Beispiel nicht geküsst wird. Eventuell kann ein Mundschutz beim Stillen sinnvoll sein, um eine versehentliche Berührung zu vermeiden. Sie können die Lippenbläschen mit einem Herpespflaster abdecken, bis diese abgeheilt sind. Achten Sie auf gute Handhygiene und benutzen Sie ein eigenes Handtuch. Bei dem Verdacht, dass Ihr Kind sich angesteckt hat, sollten Sie den Kinderarzt aufsuchen.

Hüftdysplasie (Fehlentwicklung der Hüfte)

Jedes Neugeborene wird auf die Anzeichen einer angeborenen Reifestörung der Hüftpfanne untersucht. Hierbei wird darauf geachtet, ob das Baby Bewegungseinschränkungen beim Strampeln hat, ob es sein Bein auf einer Seite nicht richtig abspreizen kann oder ob seine Pofalten ungleich sind.
Viele Kinder mit einer Hüftdysplasie zeigen diese Zeichen nicht, haben aber dennoch eine Fehlbildung des Skeletts. Deshalb wird im Rahmen der U3 (siehe auch Seite 112 ff.) das Hüftgelenk per Ultraschall (Sonografie) untersucht. Das macht Ihr Kinderarzt entweder selbst oder überweist Sie an eine orthopädische Praxis. Wenn nach der Geburt eine Fehlbildung auffällt oder eine Hüftdysplasie in der Familie bekannt ist, sollte diese Untersuchung bereits in der ersten Lebenswoche stattfinden. Die Therapie richtet sich danach,

wie ausgeprägt die Fehlstellung ist, wie unreif also die Hüfte in Abhängigkeit vom Alter erscheint. Wenn eine Hüftdysplasie rechtzeitig erkannt wird, lassen sich leichtere Formen in der Regel durch vorübergehendes »breites Wickeln« oder das Tragen einer Spreizhose korrigieren. Die Spreizhose sichert eine Stellung, in der der Oberschenkelkopf am besten in die Hüftpfanne passt. Dadurch normalisieren sich die anatomischen Verhältnisse, und das Hüftgelenk kann sich richtig ausformen.

Die Bildung gesunder Hüften unterstützen Sie auch, wenn Sie Ihr Baby in Anhock-Spreizhaltung im Tragetuch tragen. Bei ausgeprägteren Hüftdysplasien muss das Kind eventuell eine Zeit lang eine Spreizschiene oder einen Gips tragen, der das Hüftgelenk in die richtige Stellung bringt. Schiene und Gips erschweren das Handling und die Körperpflege des Babys im Alltag, sind aber sehr effektiv und werden von den Säuglingen meist gut vertragen. Eine Operation ist darum nur ganz selten erforderlich. Ohne Therapie kann es im schlimmsten Fall zu einer Verrenkung (Luxation) mit nicht gehfähigem Hüftgelenk und einer dauerhaften körperlichen Behinderung kommen.

Milchschorf und Kopfgneis

Als »Milchschorf« werden umgangssprachlich oft sämtliche Hauterscheinungen auf dem Kopf bezeichnet, eigentlich steht der Begriff aber für die ersten Symptome eines atopischen Kopfekzems (Neurodermitis). Dieser Hautausschlag besteht aus borkigen Schuppen an den behaarten Stellen des Kopfes, die an angebrannte Milch erinnern.

Tatsächlich entpuppt sich aber der vermeintliche Milchschorf meist als harmloser Kopfgneis (Seborrhoisches Ekzem). Dieser verschwindet im Laufe des ersten Lebensjahres meist von selbst und braucht keine weitere Behandlung – im Gegensatz zum echten Milchschorf, bei dem oft eine Lokaltherapie notwendig ist. Fragen Sie bei Unsicherheit Ihren Kinderarzt. Sie können das Ablösen des Kopfgneises beschleunigen, indem Sie den Kopf mit Mandelöl einreiben und mehrere Stunden einwirken lassen. Beim anschließenden Baden lösen sich die Schuppen leichter von der Kopfhaut. Notwendig ist diese Prozedur aber nicht.

Mongolenfleck

Der sogenannte Mongolenfleck ist eine bläuliche Hautverfärbung, die vor allem im Bereich des Kreuzbeins auftritt. Es handelt sich um eine harmlose Ansammlung von Melanozyten

(Zellen, die das Pigment Melanin produzieren). Mongolenflecken treten häufiger bei dunkelhäutigen Babys auf und verschwinden meist von allein in den ersten Lebensjahren.

Mundsoor (Pilzinfektion)

Wenn die Mundschleimhaut des Babys durch einen Pilz (meist Candida albicans) besiedelt ist, zeigt sich das in einem weißlichen Belag auf der Zunge. Im Unterschied zu Milchresten lässt dieser sich nicht abwischen. Es können auch kleine weiße Stippen im Gaumen oder in den Wangentaschen auftreten. Eine ausgeprägte Soorinfektion im Mund ist schmerzhaft, sodass Ihr Baby wahrscheinlich schlechter trinkt.
Bei leichtem Soor hilft eine Behandlung mit einer desinfizierenden Tinktur. Bei massiverem Befall ist ein Mittel gegen Hautpilze (Antimykotikum) erforderlich, das Sie dem Kind als Mundgel verabreichen. Wenn die Brustwarzen der stillenden Mutter ebenfalls betroffen sind, sollten Sie sie diese mitbehandeln. Die genaue Therapie und die Dauer der Anwendung besprechen Sie bitte mit Ihrer Hebamme oder Ihrem Kinderarzt.

Nabelbruch (Nabelhernie)

Ein Nabelbruch zeigt sich als sackartige Ausstülpung im Bereich des Bauchnabels, weil an dieser Stelle das Muskelgewebe noch nicht ausreichend zusammengewachsen ist. Manche Hernien sind nur sichtbar, wenn Druck im Bauchbereich entsteht, zum Beispiel wenn das Kind schreit. Bei recht großen oder größer werdenden Nabelhernien sollten Sie zur Sicherheit einen Kinderarzt aufsuchen, um auszuschließen, dass sich keine Darmschlingen in der Bruchpforte einklemmen. Die allermeisten Nabelbrüche verschließen sich aber im Säuglingsalter von selbst und erfordern keine operative Behandlung.

Nabelgranulom

Ein Nabelgranulom ist eine Wucherung aus Gewebe, das sich nach dem Abfallen des Nabelschnurrestes (siehe auch Seite 86) am Nabelgrund bilden kann. Meist muss so ein Granulom nicht behandelt werden und bildet sich spontan zurück. Ihre Hebamme wird den Nabel kontrollieren und Ihnen mitteilen, ob eine weitere Behandlung oder eine Vorstellung beim Kinderarzt notwendig ist.

Nestschutz

Schon vor der Geburt verleihen Antikörper der Mutter dem Kind über die Plazenta eine frühe Form der Immunität, die sogenannte Leihimmunität. Das heißt, dass das Neugeborene einen gewissen Schutz vor bestimmten Infektionskrankheiten hat, gegen die auch die Mutter immun ist – den Nestschutz. Da sich die mütterlichen Antikörper nach und nach abbauen, ist der Nestschutz auf drei bis vier Monate begrenzt. Parallel dazu baut das Baby jedoch sein eigenes Immunsystem auf. Auch beim Stillen werden Antikörper auf das Kind übertragen. Besonders viele Antikörper befinden sich im Kolostrum, der Muttermilch der ersten Tage. Deshalb wird Frauen, die nicht stillen möchten oder können, empfohlen, dem Kind nach der Geburt trotzdem möglichst etwas Kolostrum (siehe auch Seite 105) zu geben.

Neugeborenengelbsucht (Neugeborenenikterus)

Im Bauch benötigt Ihr Baby viele rote Blutkörperchen (Erythtrozyten) für den Sauerstofftransport. Nach der Geburt werden nicht mehr so viele Erythrozyten gebraucht, sodass sich ein Teil abbaut und als Abbauprodukt der gelbe Farbstoff Bilirubin entsteht. Dieser lässt die Haut des Kindes gelblich erscheinen.
Bei den meisten Kindern zeigt sich die Neugeborenengelbsucht um den dritten Lebenstag herum. Das Bilirubin wird über den Stuhl ausgeschieden. Damit die Ausscheidung möglich ist, wird es von der Leber zu wasserlöslichem Bilirubin umgewandelt. Häufiges Stillen in den ersten Lebenstagen ist sehr wichtig, um den Abbau des Bilirubins zu unterstützen.
Wenn die Leber noch unreif oder überlastet ist, kommt es zu einer verstärkten Ablagerung des Bilirubins im Unterhautfettgewebe. Das Kind wird dadurch »gelber«. Wann eine verstärkte Gelbsucht (Hyperbilirubinämie) behandlungsbedürftig ist, kann anhand eines Blutwertes bestimmt werden. Ihre Hebamme wird außerdem darauf achten, ob Ihr Kind müde und passiv erscheint oder zu wenig trinkt. Bei stark erhöhten Bilirubin-Werten im Blut muss in der Klinik eine sogenannte Phototherapie durchgeführt werden. Dabei wird das Kind mit einem bestimmten UV-Licht bestrahlt – wie in einer Art Solarium. Dies bewirkt die Umwandlung des Bilirubins in der Haut, so dass es über Stuhl und Urin ausgeschieden werden kann.

Plötzlicher Kindstod (SIDS)

Der plötzliche Kindstod (englisch: sudden infant death syndrome, Abkürzung: SIDS) ist ein zum Glück sehr seltenes Ereignis, bei dem ein Säugling ohne erkennbare Ursache stirbt. Mittlerweile sind einige Risikofaktoren bekannt. Seitdem zum Beispiel die (früher sogar angeratene) Bauchlage nicht mehr als Schlafposition empfohlen wird, sind die SIDS-Fälle stark rückläufig. Bitte beachten Sie unsere Empfehlungen zum sicheren Babyschlaf auf Seite 91 f.. Rauchen gehört zu den Hauptrisikofaktoren für den plötzlichen Kindstod. Das betrifft nicht nur das Rauchen der Mutter (bereits in der Schwangerschaft), sondern das aller Menschen in der Umgebung des Kindes. Außerdem sollten Sie eine Überwärmung des Kindes vermeiden. Achten Sie also auf eine gut gelüftete Umgebung und eine angemessene Raumtemperatur. Stillen senkt das SIDS-Risiko um bis zu 50 Prozent und ist deshalb auch eine wichtige Präventionsmaßnahme.

Reflux (vermehrtes Spucken)

Viele Babys bringen nach der Mahlzeit wieder etwas Milch hoch. Manchmal kommt sie sogar schwallartig herausgeschossen. Das liegt daran, dass der Verschlussmechanismus zwischen Speiseröhre und Magen bei Säuglingen noch nicht ganz ausgereift ist. Dieser Schließmuskel wird im ersten Lebensjahr zunehmend kräftiger, sodass sich das Spucken bei den meisten Kindern »auswächst«. Es sind keine weiteren Maßnahmen notwendig, außer, dass Sie ein Spucktuch griffbereit haben sollten. Nur wenn der Reflux sehr häufig und ausgeprägt auftritt, das Baby dabei weint oder hustet, sollten Sie zum Kinderarzt gehen. Dies gilt auch, wenn Ihr Kind nicht gut gedeiht oder das Erbrochene auffällig (zum Beispiel blutig) aussieht. Konservative Maßnahmen (den Oberkörper nach einer Mahlzeit hochzulagern) reichen dann eventuell nicht aus, sodass Medikamente eingesetzt werden müssen.

Schnupfen/Niesen

Wenn Neugeborene niesen, ist das in der Regel ein Reflex auf einen Reiz in der Nase. Das Niesen dient beispielsweise dazu, kleine Staubpartikel oder Borke (umgangssprachlich: Popel) aus der Nase zu entfernen. Niesen muss also durchaus kein Hinweis auf eine sich anbahnende Erkältung sein. Durch Muttermilchreste in der Nase, aber auch eine zu trockene Heizungsluft kann die Nasenschleimhaut des Neugeborenen anschwellen und ver-

mehrt Nasensekret produzieren. Das Baby schnieft und schnorchelt dann, was besonders beim Trinken auffällt. Sorgen Sie für Luftfeuchtigkeit im Raum (zum Beispiel, indem Sie ein nasses Handtuch über die Heizung hängen). Zusätzlich können Sie etwas isotonische Kochsalzlösung (NaCl 0,9 %) in die Nase tropfen. Ein von Viren verursachter Schnupfen kommt in den ersten Wochen eher selten vor, bei Familien, in denen es schon Geschwisterkinder gibt, aber häufiger. Dann bildet sich zusätzlich ein gelbliches, dickflüssiges Sekret in der Nase, was die Nasenatmung und den Trinkvorgang behindert. Auch hier helfen Kochsalzlösung und ein gutes Raumklima. Zusätzlich können Sie das Nasensekret absaugen: Sehr effektiv sind Nasensauger, die sich an den Staubsauger anschließen lassen und die verstopfte Nase so – natürlich mit stark vermindertem Sog – von Sekret befreien.
Viel trinken ist auch wichtig, sodass Sie Ihr Baby ruhig häufiger anlegen sollten. Nicht gestillten Kindern können Sie die Pre-Nahrung häufiger anbieten.
Bei weiteren Beschwerden wie Trinkschwierigkeiten oder Fieber sollte das Baby dem Kinderarzt vorgestellt werden. Einem Säugling mit Schnupfen geht es in einer aufrechten Position (zum Beispiel im Tragetuch) oft besser als im Liegen. Die Nähe und Wärme, die beim Tragen entstehen, unterstützen ebenfalls die Genesung.

Storchenbiss und Feuermal

Storchenbisse sind rötliche Flecken, die durch eine Erweiterung der Hautgefäße entstehen. In der Regel befinden sie sich am Nacken, gelegentlich auch auf der Stirn und den Augenlidern. Meist verschwinden die roten Flecken bis zum Kleinkindalter. Ein Feuermal (Naevus flammeus) ist die ausgeprägtere Variante dieser gutartigen Hautveränderung, die meist nicht von allein zurückgeht und später eher etwas dunkler wird.

Tränengangstenose (verengter Tränenkanal)

Eine Tränengangstenose ist eine Verengung des Tränenkanals, der im inneren Augenwinkel mündet. Dadurch tränt das Auge häufig und es sammelt sich Sekret, das das Auge verklebt. Dadurch können sich Bakterien ansammeln und eine Bindehautentzündung (siehe auch Seite 68) auslösen. Wenn keine Entzündung vorliegt, müssen Sie das Auge nicht mit Medikamenten behandeln, sondern nur regelmäßig reinigen (siehe dazu Seite 84). Meist erledigt sich das Problem in den nächsten Wochen oder Monaten von selbst. Nur in ganz seltenen Fällen ist ein kleiner Eingriff erforderlich, bei dem die Membran, die den Tränengang behindert, punktiert wird.

Kopfverformung

Nicht immer sieht der Kopf eines Neugeborenen ganz rund und gleichmäßig aus. Damit der Schädel sich dem Druck bei der Geburt anpassen kann, sind die Schädelplatten von Babys noch nicht zusammengewachsen und damit beweglich. Die Knochenlücken nennt man auch Fontanellen; Sie können sie nach der Geburt noch als weiche Stelle am Köpfchen ertasten. Die Fontanellen verknöchern erst nach mehreren Monaten, die große Fontanelle sogar erst im zweiten Lebensjahr.

Durch den Geburtsvorgang kann der Kopf also etwas deformiert oder länglich ausgezogen aussehen. Auch eine Geburt mit Unterstützung einer Saugglocke ist meist am Köpfchen erkennbar. Aber keine Sorge: Schon nach wenigen Stunden und spätestens nach ein paar Tagen ist diese sogenannte Geburtsgeschwulst (Caput succedaneum) nicht mehr sichtbar. Manchmal bildet sich unter der Geburt auch ein Bluterguss am Köpfchen (Kephalhämatom), welcher auch innerhalb weniger Wochen abheilt. Unter Umständen ist eine Ultraschallkontrolle erforderlich, um eine größere oder erneute Blutung ausschließen zu können. Ihre Hebamme oder Ihr Arzt wird Ihnen gegebenenfalls bei der ersten Untersuchung nach der Geburt (U1) alles Weitere erklären.

Einseitige Positionen des Babys beim Schlafen, aber auch in Wachzeiten, können die Kopfform ebenfalls beeinflussen. Typisch ist ein abgeflachter Hinterkopf (Plagiozephalie), wenn das Kind viel Zeit in der Rückenlage verbringt, die aktuell die empfohlene Schlafposition ist (siehe auch Seite 91). Deshalb sollten Sie Ihr Baby in Wachzeiten regelmäßig auf den Bauch legen. Die Lageveränderung wirkt sich auch auf andere Bereiche der motorischen Entwicklung positiv aus. Auch, wenn Sie Ihr Baby richtig tragen (siehe Seite 111), wirkt das einem asymmetrischen Hinterkopf entgegen.

Verstopfung (Obstipation)

Bei einer Verstopfung hat das Baby große Mühe und Beschwerden dabei, den Stuhl zu entleeren. Der Stuhl ist dann hart und von eher trockener Konsistenz. Meist haben eher Kinder Verstopfung, die Pre-Nahrung erhalten.

Mit einer Bauchmassage sowie »Anhocken« der Beinchen können Sie die Darmtätigkeit anregen. Abführende Medikamente sind nur selten notwendig und sollten auch deshalb nur nach ärztlicher Untersuchung und Rücksprache mit dem Kinderarzt oder der Hebamme zum Einsatz kommen.
Bei gestillten Kindern hat die Laktose in der Muttermilch eine abführende Wirkung. Stillkinder haben häufig mehrmals am Tag Stuhlgang. Wenn ein ausschließlich gestilltes Baby älter als vier Wochen ist, können

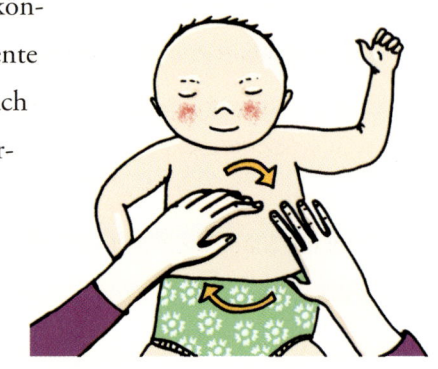

beim Stuhlgang aber durchaus Pausen von sieben bis zu zehn Tagen auftreten. Dabei handelt es sich nicht um Verstopfung. Meist wird nach einer längeren Pause dann eine größere Menge entleert.

Wunder Po (Windeldermatitis) und Windelsoor

Ein häufiger Kontakt mit Stuhl und Urin kann die Haut im Windelbereich angreifen. Die Feuchtigkeit und bestimmte Stoffe im Stuhl und Urin weichen die Haut auf, und wenn Bakterien eindringen, entsteht eine Entzündung (Dermatitis). Auch Pilze haben es dann leicht. Ein Pilzbefall (Soor) zeigt sich meist durch einen roten Hautausschlag mit Papeln und Schuppen.
Häufiges Wickeln mit ausgiebigen Luftbädern unterstützt die Heilung! Reinigen Sie die Haut nicht mit Wasser, sondern mit Öl. Wenn Sie stillen, können Sie den Wundbereich mit etwas Muttermilch betupfen und diese anschließend gut antrocknen lassen. Es gibt verschiedene Wundcremes (zum Beispiel Calendula-Babycreme von Weleda), die durch ihren Fettanteil die Haut schützen und mit Pflanzenauszügen die Heilung unterstützen. Zinkoxidhaltige Cremes wirken entzündungshemmend und austrocknend.
Bei Windelsoor können Sie zunächst versuchen, die geschädigte Haut mit einem lavendelhaltigen Pflegeöl, mit Kamillentinktur oder schwarzteegetränkten Kompressen zu behandeln. Auflagen mit Heilerde können auch zur Heilung beitragen. Bei hartnäckigen Fällen kann darüber hinaus eine antimykotische Salbe notwendig sein. Wenn Bakterien die Ursache für den wunden Po sind, ist möglicherweise eine antibiotisch wirksame Salbe angezeigt. Beide Medikamente verschreibt Ihnen der Kinderarzt.

Ziegelmehlsediment

Wenn in den ersten Lebenstagen rötliche oder orange Flecken in der Windel zu sehen sind, denken viele Eltern zuerst erschrocken an eine Blutung. Meist handelt es sich aber um ein Urinsediment, das beim Abbau von Bilirubin (siehe dazu Seite 76) gebildet und dann ausgeschieden wird. Es hat die rötliche Farbe von Dachziegeln. Dabei handelt es sich um ein harmloses Phänomen.

Zungenbändchen, verkürztes (Ankyloglosson)

Das Zungenbändchen ist das Häutchen, das die Zunge mit dem Mundboden verbindet. Wenn es zu straff ist und zu weit nach vorn reicht, verankert es die Zunge stärker als üblich im unteren Mundbereich. Das behindert die Zunge in ihrer Bewegungsfreiheit, führt manchmal zu Problemen beim Stillen oder später auch beim Sprechen. Wunde Brustwarzen (siehe auch Seite 35 f.) trotz vermeintlich korrekten Anlegens können ein Hinweis auf diese Fehlbildung sein. Bei der Untersuchung zeigt sich dann oft eine herzförmig eingekerbte Zunge, die nicht über die untere Zahnleiste hinauskommt. Wenn das kurze Zungenbändchen Beschwerden verursacht, kann es recht einfach durchtrennt werden. In der Regel ist schon das erste Stillen nach der kleinen Operation effektiver und für die Mutter angenehmer als vorher.

Gewichtsentwicklung und Wachstum

Nach der Geburt wird Ihr Baby gewogen und gemessen (Körperlänge und Kopfumfang). Da es in den ersten Tagen mehr Energie verbraucht, als es aufnimmt, kann es am Anfang bis zu sieben Prozent seines Gewichtes abnehmen. Meist hat es aber nach zehn Tagen sein Geburtsgewicht wieder erreicht oder wiegt sogar mehr. In den ersten Monaten danach sollte ein Neugeborenes durchschnittlich 170 bis 330 Gramm pro Woche zunehmen. Eine Abweichung von diesen Normwerten heißt nicht gleich, dass eine Gedeihstörung vorliegt. Sie sollten jedoch überprüfen, ob das Stillen oder die Flaschenernährung gut läuft, wenn Ihr Kind weniger zunimmt.

Eine Babywaage haben wir nicht in der Ausstattungsliste erwähnt, weil sie im Normalfall nicht nötig ist. Ihre Hebamme wird das Gewicht anfangs recht engmaschig kontrollieren, und später ermittelt der Kinderarzt es bei den U-Untersuchungen ebenso wie das Wachstum von Kopfumfang und Körperlänge. Stellen Sie sich bitte nicht zu Hause zusammen mit Ihrem Baby auf die Personenwaage: Die Werte, die dabei herauskommen, sind alles andere als genau. Das gilt auch für das Wiegen des Kindes vor und nach dem Stillen. Ein solches Vorgehen hat nur eine verlässliche Wirkung – es macht Sie als Eltern unsicher.

Wenn der Gewichtsverlauf von der Norm abweicht, sollten Sie weitere Maßnahmen mit Ihrer Hebamme besprechen, die das Gewicht dann wahrscheinlich noch engmaschiger kontrollieren wird. Bei großen Problemen mit der Gewichtsentwicklung sollte auch der Kinderarzt Ihr Baby untersuchen, um organische Ursachen auszuschließen.

Es ist normal, dass die meisten Stillkinder in den ersten drei Monaten schneller zunehmen als mit Pre-Nahrung gefütterte Kinder. Im zweiten Vierteljahr verlangsamt sich die Gewichtszunahme dann wieder.

Handling und Lagerung

Am Anfang trauen Sie sich vielleicht gar nicht, Ihr kleines, zartes Baby richtig anzufassen. Doch schon bald werden Sie miteinander vertraut sein, und Ihr Baby wird Ihre Berührung ganz besonders lieben. Da alles so neu für Ihr Kind ist, hilft es ihm, wenn Sie alles, was Sie gerade machen, »ansagen«. Ihre Stimme beruhigt, und obendrein lernt das Kind, Ihre Geräusche mit der Zeit Ihren Handlungen zuzuordnen. Gehen Sie langsam vor, wenn Sie Ihr Baby bewegen. Greifen Sie seine »Mithilfe« behutsam auf, wenn Sie sie spüren. Wenn Sie Ihr Baby aus der Rückenlage hochnehmen, tun Sie das bitte über die Seite, damit das Kind der Bewegung folgen kann. Der Kontakt über die Fußfläche vermittelt Sicherheit, weshalb viele Babys die haltende Berührung an den Füßen mögen.

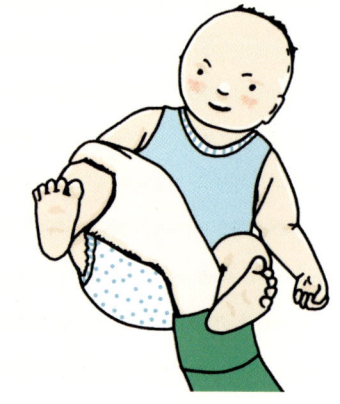

Ein Neugeborenes kann sein Köpfchen nur für recht kurze Zeit stabil halten, weshalb Sie den Kopf beim Hochnehmen immer abstützen sollten. Erst gegen Ende des zweiten Monats wird das Baby in der Bauchlage für etwa zehn Sekunden seinen Kopf halten können. Bieten Sie Ihrem Kind in Wachzeiten immer wieder einmal die Bauchlage an, weil es in dieser Position seine Muskulatur noch einmal ganz anders erfahren und einsetzen kann. Auch das Tragen (Ausführliches dazu ab Seite 110) unterstützt Ihr Kind wunderbar in der

Entwicklung seiner Bewegungen. Es greift die natürliche Anhock-Spreizhaltung auf, was wiederum die Ausreifung des Hüftgelenks fördert. Zusätzlich wird der Gleichgewichtssinn Ihres Babys geschult. Denken Sie daran, dass jede Berührung auch Bindung und Liebe bedeutet. Intuitiv werden Sie sowieso das Richtige tun, wenn Sie achtsam auf die Signale Ihres Kindes eingehen.

Kinderwagen

Wir können Ihnen an dieser Stelle nicht »das beste Modell« nennen, sondern nur einige Kriterien für Ihre Kaufentscheidung. Bei den recht hohen Preisen sollten Sie einen Kinderwagen finden, der gut zu Ihren Bedürfnissen passt und den Sie im Idealfall lange nutzen können. Es geht natürlich auch ganz ohne Kinderwagen, wenn Sie Ihr Baby ausschließlich tragen möchten. Dann zahlt sich vielleicht die Anschaffung eines Einkaufstrolleys aus.

Die Räder Ihres Kinderwagens sollten für das Terrain geeignet sein, auf dem Sie meistens unterwegs sind. Kleine Schwenkräder, auf Bürgersteigen in der Stadt sehr praktisch, sind zum Beispiel für Waldwege eher ungeeignet. Die Größe des Wagens ist auch davon abhängig, wo Sie ihn abstellen können und ob er häufig im Auto verstaut wird. Hierfür sollte er sich leicht zusammen- und wieder auseinanderklappen lassen (vor dem Kauf ausprobieren!). Achten Sie auch auf das Gewicht des Kinderwagens, wenn Ihre Ziele im Alltag nicht alle barrierefrei zugänglich sind.

Die Babyschale des Kinderwagens sollte nicht zu klein sein, weil Ihr Kind erst im Sitzen im Kinderwagen fahren sollte, wenn es sich allein in diese Position begeben kann. Dies ist ungefähr mit acht Monaten der Fall, wenn das Baby also schon recht groß ist. Der Sitzeinhang eines »Buggys« oder »Sportwagens« (die Umbauvariante eines Kinderwagens) sollte sich später entgegen der Fahrtrichtung montieren lassen, damit Ihr Kind Sie während der Fahrt ansehen kann und nicht zu vielen Reizen ausgesetzt ist.

Der Schiebegriff des Kinderwagens sollte zu Ihrer Körpergröße passen und gegebenenfalls auch verstellbar sein. Ein nicht zu kleiner Einkaufskorb ist ebenso praktisch wie die Option, eine Tasche am Wagen befestigen zu können. Achten Sie auch auf die Materialien des Kinderwagens, zum Beispiel darauf, ob die beweglichen Teile maschinenwaschbar sind.

Ein wichtiger Punkt ist außerdem die Schadstoffbelastung der Materialien. Testberichte dazu gibt es zum Beispiel von Ökotest. Nicht zuletzt muss Ihnen der Wagen auch gefallen, und damit meinen wir Mutter *und* Vater. Einigen Sie sich auf ein Design, mit dem Sie beide gerne unterwegs sind.

Körperpflege

Die Körperpflege Ihres Kindes ist mehr als reines Waschen und Abtrocknen. Sie bedeutet Nähe, Kommunikation und Liebe. Also nehmen Sie sich Zeit dafür und genießen Sie es, beieinander zu sein.

Baden und Waschen

Früher war es üblich, das Kind noch im Kreißsaal das erste Mal zu baden. Mittlerweile wird das eigentlich nicht mehr gemacht, auch um das Bonding (siehe dazu Seite 60) nicht zu stören. Aus Hygienegründen ist das Baden auch gar nicht erforderlich. So ein kleines Baby schwitzt noch nicht und ist auch sonst keinen größeren »Verschmutzungen« ausgesetzt. Hebammen empfehlen oft, mit dem ersten Bad mindestens bis zum Abfallen des Nabelschnurrestes zu warten (siehe auch Seite 86). Bis dahin können Sie Gesicht und Hände ab und zu mit einem weichen, feuchten Waschläppchen abwischen. Die Augen reinigen Sie bitte immer in Richtung Nase, also von außen nach innen. Den Windelbereich säubern Sie ohnehin regelmäßig beim Wickeln.
Bei Mädchen sollten Sie darauf achten, immer von der Scheide Richtung After zu waschen. Das weißliche Sekret zwischen den Schamlippen (Labien) müssen Sie nicht entfernen; nur wenn Stuhl in diesen Bereich geraten ist, reinigen Sie den Schambereich ganz vorsichtig mit etwas Mandelöl auf einem weichen Läppchen. Bei Jungen ziehen Sie bitte nicht die Vorhaut zurück, weil sie zunächst noch mit der darunterliegenden Eichel verklebt ist.

Erstes Badevergnügen

Das erste Bad kann in einer kleinen Babybadewanne, einem Badeeimer oder in einem ausreichend großen Waschbecken stattfinden. Ihre Hebamme wird Sie sicher gern dabei begleiten und Ihnen zeigen, wie Sie Ihr Kind sicher halten. Legen Sie das Köpfchen auf Ihren Unterarm – der Nacken des Kindes ruht auf Ihrem Handgelenk – und umfassen das

Ärmchen unter der Achsel. Mit der anderen Hand stützen Sie Rücken und Becken. Lassen Sie Ihr Baby so in das 37 Grad warme Badewasser gleiten. Die Hand am Rücken können Sie dann loslassen und sanft zum Waschen benutzen. In dieser Haltung müssen Sie Ihr Kind nicht auf die andere Seite drehen, weil Sie auch so an Rücken und Gesäß herankommen.

Für ein Bad in einem Badeeimer heben Sie das Kind ins Wasser, indem Sie es unter den Achseln halten und dabei den Kopf stützen. Sobald das Baby im Eimer »sitzt«, brauchen Sie nur noch mit der Hand unter dem Kinn und im Nackenbereich etwas abzustützen, damit der Kopf gehalten wird. Generell brauchen Sie keine Badezusätze. Bei einer trockenen und empfindlichen Haut kann ein gut verträgliches Babybad mit möglichst natürlichen, aber wenigen Inhaltsstoffen oder etwas Öl im Badewasser sinnvoll sein. Alternativ können Sie ein paar Tropfen Muttermilch ins Badewasser geben, wenn Sie gerade welche »übrig« haben. Shampoo wird im ersten Lebensjahr (oder sogar darüber hinaus) nicht benötigt.

Natürlich können Sie auch gerne zusammen mit Ihrem Baby in die große Badewanne gehen. Kinder, die Unbehagen beim Baden zeigen, fühlen sich im Körperkontakt und sicher gehalten oft wohler im Wasser. Denken Sie aber bitte daran, dass die Wassertemperatur nur 37 Grad Celsius betragen darf, was uns Erwachsenen oft eher kühl vorkommt. Die empfohlene Badezeit für ein Neugeborenes liegt bei circa fünf Minuten. Sie können also noch einmal heißes Wasser nachlaufen lassen, wenn der Partner Ihnen das Baby abgenommen hat und es weiterversorgt.

Wichtig ist, dass Sie Ihr Baby nach dem Bad sorgfältig abtrocknen, vor allem in den Hautfalten wie in der Achselhöhle, Leistenbeuge, unter dem Kinn und hinter dem Ohr. Nehmen Sie dafür eine saugfähige Mullwindel, die Sie zum Trockentupfen um einen Finger herumwickeln können. Verwenden Sie für die Ohren bitte keine Wattestäbchen, weil sie schnell zu Verletzungen führen.

Je nachdem, in welchem Zustand die Haut Ihres Babys ist, kann es sinnvoll sein, sie nach dem Bad oder auch zwischendurch einzuölen. Massieren Sie Ihr Kind dabei sanft und liebevoll.

Fingernägel

Die Fingernägel von Neugeborenen können manchmal schon so lang sein, dass sich das Baby selbst oder die Haut der Mutter beim Stillen kratzt. Da die Nägel noch ganz weich sind, lassen sich die überstehenden Kanten leicht einfach »abziehen«. Die ersten sechs Wochen sollten Sie mit dem Nägelschneiden beim Baby noch warten. Wenn es doch schon früher notwendig ist, schneiden Sie die Nägel mit einer abgerundeten Babynagelschere, am besten während Ihr Kind schläft. Damit Sie nicht zu viel abschneiden, können Sie sich den Vorgang vielleicht einmal von Ihrer Hebamme zeigen lassen.

Sonnenschutz

Wenn Sie ein »Sommerbaby« haben, vergessen Sie nicht, es bei den ersten Spaziergängen draußen *vor direkter Sonne* zu schützen – und zwar durch geeignete Kleidung und den Aufenthalt im Schatten. Sonnencreme ist noch nichts für die empfindliche Babyhaut.

Nabelpflege

Über die Nabelschnur hat Ihr Baby während der Schwangerschaft alles bekommen, was es zum Wachsen brauchte. Nach der Geburt wird die Nabelschnur häufig durchtrennt. Es ist sinnvoll, sie vorher auspulsieren zu lassen. So kann noch einmal eine gewisse Menge Blut zum Kind fließen, was sich unter anderem positiv auf den Eisenspiegel auswirkt. Man kann mit dem Kappen der Nabelschnur sogar warten, bis die Plazenta geboren ist. Manche Frauen entscheiden sich auch für eine sogenannte Lotusgeburt, bei der die Nabelschnur gar nicht durchtrennt wird. Bis die Nabelschnur nach vier bis neun Tagen von selbst abfällt, bleibt die Plazenta dann mit dem Kind verbunden. Meist wird sie mit Salz eingerieben und in Tücher eingeschlagen, die täglich erneuert werden. Bei den meisten Geburten wird die Nabelschnur aber gekappt und der Nabelschnurrest mit einer Plastikklemme versorgt. Diese ähnelt einem Verschluss für einen Gefrierbeutel, lässt sich allerdings nicht ohne eine spezielle Zange öffnen. Der Nabelschnurrest trocknet in den ersten zwei Tagen ein. Wenn die Klemme stört (zum Beispiel beim Wickeln) kann die Hebamme sie entfernen. Der Nabelschnurstummel braucht keine besondere Behandlung, außer dass Sie ihn möglichst sauber trockenhalten sollten. Ein Trick ist hier, die Windel etwas nach unten umzuklappen, sodass der Nabelrest herausragt. Denken Sie auch an Ihre Handhygiene!

Wenn sich der Nabelschnurrest zu lösen beginnt, kann der Nabelgrund etwas feucht sein und schmieren. Sie können diesen Bereich eventuell vorsichtig mit sauberem Wasser und einem Wattepad reinigen. Ihre Hebamme wird den Heilungsverlauf beim Nabel kontrollieren und gegebenenfalls unterstützen. Kurz bevor der Nabel abfällt, kann er wie an einem festen Faden hängen. Machen Sie nichts und warten Sie einfach ab. Nach dem Abfallen kann sich noch etwas Wundsekret, eventuell leicht blutig, im Nabelgrund bilden. Das ist normal. Es dauert dann noch ein paar Tage, bis die Nabelheilung komplett abgeschlossen ist. Was bei einem Nabelbruch (vorgewölbtem Nabel) oder Nabelgranulom (Gewebewucherung) zu beachten ist, finden Sie auf Seite 75.

Körpertemperatur

Im Fruchtwasser schwimmend hatte Ihr Baby immer eine warme Umgebung mit einer Temperatur von konstant 37 Grad Celsius. Auch wenn Ihnen ein Kreißsaal oder ein Geburtszimmer ganz schön überhitzt vorkommen, sind sie für das Kind doch wesentlich kälter als der Bauch. Ihr Baby muss seine Körperwärme jetzt also selbst regulieren. Sie als Eltern unterstützen es dabei, indem Sie für genügend Wärme durch direkten Körperkontakt, passende Kleidung sowie eine angemessene Innenraumtemperatur sorgen. Tatsächlich sind Sie die beste »Wärmflasche« für Ihr Kind. Naturfasern wie zum Beispiel ein Wolle-Seide-Gemisch in der Bekleidung wirken temperaturausgleichend. Fühlen Sie im Nacken Ihres Kindes nach, ob es da zu warm oder sogar schwitzig ist. Grob kann man sagen, dass das Kind immer eine Bekleidungsschicht mehr anhaben sollte als Sie selbst. Sie müssen dabei individuell herausfinden, was für Ihr Kind passt.

Die normale Körpertemperatur eines Neugeborenen liegt bei rektaler Messung (im Po) bei 36,6 bis 37,5 Grad. Weicht die Temperatur, die Sie gemessen haben, davon ab, probieren Sie erst einmal, eine Kleidungsschicht mehr oder weniger anzuziehen. Kontrollieren Sie die Temperatur etwas später dann noch einmal (zum Thema Fieber siehe Seite 71).

Schlafen

Stellen Sie sich darauf ein, dass Sie als Eltern bald nach der Geburt folgende Frage hören werden: »Und, wie sind die Nächte?« Je nach Antwort gibt es dann Applaus oder Beileid. Dabei ist der »gute Schlaf« des Babys kein elterlicher Verdienst, bei dem Sie alles richtig gemacht haben. Und, wohlgemerkt: Guter Schlaf ist für Ihr Baby etwas anderes als für Sie. Es ist biologisch gar nicht vorgesehen, dass Neugeborene, aber auch ältere Babys viele Stunden am Stück schlafen. Babys sind häufig wach, weil sie trinken müssen und Nähe brauchen. Ob das alle zwei oder alle vier Stunden der Fall ist, hängt von Ihrem Kind und seiner Tagesform ab.

Schlafrhythmus

Ihr Neugeborenes hat noch keinen Tag- und Nachtrhythmus, sondern Schlaf- und Wachphasen, die es über 24 Stunden auf viele kleine Häppchen verteilt, unbeeinflusst von Ihrem Erwachsenen-Rhythmus. Das Schlafverhalten eines Babys hängt unmittelbar mit der Entwicklung seines Gehirns zusammen und ändert sich im ersten Lebensjahr immer wieder. Tag und Nacht machen zunächst keinen Unterschied für Ihr Baby. Die Mütter kennen das meist aus der Schwangerschaft, in der sie wegen der nächtlichen Turnstunde des Babys manchmal nicht schlafen konnten. Da der durchschnittliche Schlafzyklus eines Neugeborenen mit 50 Minuten deutlich kürzer ist als bei einem Erwachsenen, ist stündliches kurzes Aufwachen normal. Aber auch mit den häufigen Unterbrechungen schläft ein Neugeborenes täglich 16 bis 18 Stunden. Die Häufigkeit des Aufwachens gibt das Baby vor, und das tut es niemals mit dem Hintergedanken, seine Eltern ärgern oder »austesten« zu wollen. Es kann zu diesem Zeitpunkt einfach noch nicht anders. Nehmen Sie diesen in viele Einheiten unterteilten Schlaf einfach als gegeben an, genauso wie Ihre eigene Müdigkeit im Wochenbett.

Wie sich das Schlafverhalten Ihres Kindes in den nächsten Monaten entwickelt, ist nicht vorhersehbar. Es gibt Viel- und Wenigschläfer sowie Frühaufsteher und Langschläfer. Genau wie bei Erwachsenen auch. Lassen Sie sich nicht von Ihrem Umfeld verunsichern, wenn Ihr Baby nachts dreimal oder noch häufiger wach wird. Auch nicht, wenn die Nachbarin schon mehrfach erzählt hat, dass ihr Baby durchschläft.

Nähebedürfnis

Ihr Baby schläft am besten im Körperkontakt mit Ihnen. Dieses Bedürfnis nimmt mit den Tagen und Wochen eher noch zu. So lässt sich ein wenige Tage altes Baby leichter schlafend ablegen als ein sechs Wochen altes Kind. Keine Sorge, das liegt nicht daran, dass Sie etwas falsch gemacht haben. Es ist für das Kind nur zunehmend wichtig, dass die Bedingungen stimmen, dass seine Bindungsperson in unmittelbarer Nähe ist und die Nahrungsquelle möglichst auch (siehe »Bedürfnisse«, Seite 58)

Dazu kommt, dass der Babymagen anfangs winzig ist und nur kleine Nahrungsmengen aufnehmen kann. Die häufige Nahrungsaufnahme – auch nachts – stabilisiert den Blutzucker, ist gut für die Hirnentwicklung, fördert den Bilirubinabbau und wirkt damit einer Neugeborenengelbsucht (siehe auch Seite 76) entgegen.

Wenn Kinder nah bei ihren Eltern schlafen, fallen die nächtlichen Unterbrechungen nicht so stark ins Gewicht. Der Schlafrhythmus von Mutter und Kind synchronisiert sich, und ein Kind im Nahbereich muss nicht so laut kommunizieren, um gehört zu werden. Das Baby bewegt sich oder »grunzt« etwas, und die Mutter kann es durch Stillen oder Handauflegen und Streicheln – Körperkontakt vermittelt einfach Sicherheit – schnell wieder zum Weiterschlafen animieren.

Wenn Sie nachts zum Stillen aufstehen, fühlen sich die Schlafunterbrechungen wesentlich massiver an, als wenn Sie dabei liegen bleiben. Darum empfehlen wir allen Müttern, sich in den ersten Tagen das entspannte Stillen in Seitenlage zeigen zu lassen. So kommen Sie zu wesentlich mehr Schlaf und Ruhe, ob am Tag oder in der Nacht. Auch wenn Sie nicht stillen können oder möchten, sorgt das nahe Beieinanderschlafen und eine gute Vorbereitung der Fütterausrüstung für mehr nächtliche Erholung.

Schlaflernprogramme

Ja, es gibt tatsächlich manchmal Babys, die schon früh mehrere Stunden am Stück schlafen. Diese Kinder schlafen, ohne dass ihre Eltern fragwürdige Schlafprogramme wie »Jedes Kind kann schlafen lernen« mit ihnen durchgezogen haben. In seltenen Fällen gibt es auch Babys, die mit vier Monaten krabbeln oder mit vier Wochen den ersten Zahn bekommen. Solche Ausnahmen nehmen Eltern zur Kenntnis, ohne wegen der Entwicklung des eigenen Sprösslings unter Stress zu geraten. Beim Thema Schlafen werden aber gerne andere Maßstäbe gesetzt.

Natürlich wären die Babyjahre für Eltern einfacher, wenn sie mehr und verlässlicher schlafen könnten, das steht außer Frage. Es steht aber auch fest, dass Kinder ihre guten (und evolutionsbedingten) Gründe für ihr Verhalten haben. Während die Zahnung und auch die motorische Entwicklung einfach so geschehen darf, scheint das »gute Schlafen« ein elterlicher Erziehungserfolg zu sein. Die Kinder bringen jedoch ihre individuellen Schlafgewohnheiten mit auf diese Welt, und deshalb ist Schlafen gerade im Baby- und Kleinkindalter wahrlich kein Erziehungsfeld.

Wir raten Ihnen an dieser Stelle, wie eingangs schon angedeutet, eindringlich davon ab, irgendwelche Schlaftrainingsmethoden anzuwenden, die ein Baby durch den Entzug von Nähe dazu bringen sollen, schneller ein- und durchzuschlafen. Nicht nur für Ihr Baby wird es sich ganz furchtbar anfühlen, wenn es allein im Bettchen liegt und nach Ihnen schreit und Sie nicht gleich herbeikommen, um es zu trösten. Das Gefühl, dass Sie genau dann zu Ihrem Kind gehen sollten, um es in den Arm zu nehmen, ist genau das Richtige. Schlaflernprogramme geben Ihnen jedoch vor, ob, wann und wie lange Sie sich Ihrem weinenden Baby zuwenden dürfen. Die Trennungsängste und die Panik Ihres Babys in dieser Situation werden Sie hören und spüren.

Ihr Kind braucht in der Babyzeit bei fast allem Ihre Unterstützung – auch beim (Wieder-)Einschlafen. Dass Schlafprogramme, die auf »kontrolliertem Schreienlassen« beruhen, früher oder später funktionieren, liegt einzig daran, dass das Kind irgendwann aufgibt. Es hat dann nicht das Schlafen »gelernt«, sondern das Resignieren. Es hat begriffen, dass es mit seinen Signalen nicht dafür sorgen kann, dass sich seine wichtigsten Bindungspersonen um es kümmern.

Schlaffördernde Optionen

Zum Glück gibt es ein paar babyfreundliche Optionen, die »schlaffördernd« sind. Frische Luft und Sonnenlicht am Tage wirken sich positiv auf den Schlaf aus. Bei älteren Babys sorgt ein »guter Schlaf« am Tag meist auch für einen besseren Nachtschlaf. Ein übermüdetes Kind schläft meist wesentlich unruhiger.

Manche Kinder schlafen immer und überall, andere brauchen ähnliche Bedingungen und Rhythmen im Tages- und Nachtverlauf, denen man dann auch nachgehen sollte. All das ist aber individuell, ebenso wie das Schlafbedürfnis des einzelnen Kindes. Am besten wird Ihr Baby in Ihrer unmittelbaren Nähe schlafen. Kein noch so niedliches Kuscheltier, nicht das schönste Schmusetuch der Welt gibt so viel Geborgenheit wie Mamas oder Papas Nähe beim Einschlafen. Und Geborgenheit müssen kleine Menschen spüren – ganz nah und ganz direkt. Sehen Sie es als Eltern einfach als Kompliment, so wichtig für Ihr Kind zu sein. Trotzdem ist es auch wichtig, dass Sie auf Ihre Kraft achtgeben, indem Sie ein Schlafarrangement finden, das im Einklang mit den frühkindlichen Bedürfnissen steht *und* zu Ihrer Familie passt. Viele Eltern haben einen zweiten Ausweichschlafplatz, an dem ein Elternteil auch mal ein paar Stunden ganz ohne Baby schlafen kann. Sorgen Sie dafür, dass dieser Platz bei Ihnen nicht nur ein viel zu kleines Sofa ist, sondern eine wirkliche Alternative, um außerhalb des Schlafzimmers bequem Ruhe zu finden.

Wenn Sie als Vater bei jedem Stillen wach werden und nur schwer wieder einschlafen, hilft auch eine zeitlich begrenzte räumliche Trennung. So sind Sie in der Lage, am Morgen ausgeschlafen das Kind zu übernehmen, damit die Mutter noch etwas Schlaf nachholen kann. Finden Sie für das nächtliche Füttern ebenfalls eine kräfteschonende Aufteilung.

Als Schlafplatz für den Tag sind ein Stubenwagen oder eine Federwiege (Babyhängematte) durchaus sinnvoll, vielleicht verlangt Ihr Baby aber auch tagsüber nach Ihrer Nähe. Geben Sie im Voraus also nicht unbedingt allzu viel Geld für solche Anschaffungen aus. Ein ebenso gutes transportables Tagesschlafplätzchen in der Wohnung ist beispielsweise das Oberteil des Kinderwagens.

Auch wenn es sicher noch etwas dauern wird, bis Ihr Baby oder Kleinkind »durchschläft«, denken Sie daran: Ihr Kind macht nichts falsch, Sie machen auch nichts falsch und irgendwann ist es wieder anders. Und wenn Sie gerade gute Nächte mit Ihrem Kleinsten erleben: Genießen Sie diese und tanken Sie Kraft für künftige, eventuell schlaflosere Zeiten …

Schlafplatz

Die Raumtemperatur im Babyschlafzimmer sollte bei 16 bis 18 Grad Celsius liegen. Achten Sie bei der Schlafbekleidung darauf, dass Ihrem Kind nachts nicht zu warm werden kann. Ziehen Sie dem Baby einen altersentsprechenden Schlafsack an. Kopfkissen, Decken oder Kuscheltiere gehören nicht auf einen Babyschlafplatz. Legen Sie Ihr Kind zum Schlafen auf den Rücken. Wenn das Kind im eigenen Bettchen schläft, sollte dieses mindestens die ersten zwölf Monate lang in Ihrem Schlafzimmer stehen. Dies reduziert das Risiko für den plötzlichen Kindstod (SIDS), siehe auch Seite 77.

Die Matratze sollte fest sein. Das gilt auch, wenn Ihr Kind im Familienbett schläft. Durchgelegene und weiche Matratzen sind ebenso ungeeignet wie Wasserbetten oder Sofas. Viele Eltern haben heute ein Beistellbettchen, das direkt am Elternbett befestigt und zur Elternseite hin offen ist. Mit etwas Kreativität lässt sich auch ein reguläres Gitterbett, bei dem sich eine Seite abnehmen lässt, zu so einem »Babybalkon« umfunktionieren. So hat Ihr Kind sein eigenes Bettchen, ist aber ganz nah bei Ihnen, was das Stillen erleichtert und beruhigend wirkt.

Wenn Sie mit Ihrem Kind zusammen im Familienbett schlafen möchten (Co-Sleeping), müssen Sie sicherstellen, dass Ihr Kind genug Platz im Bett hat und nicht herausfallen kann. Da die Mutter im Schlaf am feinfühligsten auf die Signale des Kindes reagiert, sollte das Baby an Mamas Seite schlafen. Im Familienbett ist wichtig, dass niemand Alkohol, Drogen oder Medikamente konsumiert hat oder krank ist. Rauchenden oder stark übergewichtigen Eltern wird das Schlafen mit dem Kind in einem Bett ausdrücklich nicht empfohlen.

Das Baby muss auch im Familienbett einen eigenen Schlafsack tragen und darf nicht mit unter die Decke genommen werden. Am besten liegen Sie mit den Köpfen auf Bauchhöhe des Babys und wickeln sich so in Ihre Decke, dass sie nicht einmal aus Versehen über Ihr Kind rutschen kann. Achten Sie auch darauf, dass das Gleiche nicht mit dem Kopfkissen passiert.

Natürlich ist auch eine Mischung aus Familienbett und eigenem Kinderbettchen eine Option. Finden Sie für sich und Ihre Familie insgesamt angenehme und sichere Schlafplätze, mit denen sich alle wohlfühlen.

Literatur
Imlau, Nora / Renz-Polster, Herbert: Schlaf gut, Baby! GU 2016

Schnuller

Wenn man sich Glückwunschkarten oder Babybücher anschaut, sind Schnuller oder Fläschchen *das* Symbol fürs Baby. Auch Wickelecken, ja selbst Stillräume, werden mit diesem Symbol gekennzeichnet. Aber gehört so ein Schnuller nun in ein Babyleben oder eher nicht?

Natürliches Saugbedürfnis

Ein gestilltes Baby braucht in der Regel keinen künstlichen Sauger, zumindest, wenn es sein Saugbedürfnis, das über die reine Nahrungsaufnahme hinausgeht, an der Brust stillen kann. Manchmal brauchen Eltern aber einen Schnuller, weil die Mutter eben nicht 24 Stunden am Tag das Saugbedürfnis ihres Babys befriedigen will, kann oder muss. Nicht gestillte Kinder haben häufig auch ein Saugbedürfnis, das über die Mahlzeiten hinausgeht. Und ja, das ist okay. Nicht jedes Kind ist mit seinem Daumen oder einem Seidenpüppchen zufrieden, wenn Mama nicht verfügbar ist – aus gesundheitlichen, beruflichen oder anderen persönlichen Gründen.

Außerdem gibt es besondere Situationen, in denen der Schnuller mehr als berechtigt ist. Zum Beispiel bei der Betreuung von Frühgeborenen, aber auch, wenn die Brust beim Stillen zu viel Milch produziert (Hyperlaktation). In einem solchen Fall ist ein nicht nutritives, also nur beruhigendes, Saugen für das Baby eigentlich nicht möglich, ohne gleichzeitig viel zu große Mengen Muttermilch trinken zu »müssen«.

Wir werden Ihnen an dieser Stelle also nicht pauschal vom »bösen Schnuller« abraten und Ihnen mit möglichen Zahnfehlstellungen, logopädischen Problemen, erhöhter Infektanfälligkeit oder späteren Suchtgefahren drohen. Es gibt allerdings sehr wohl Gründe, weshalb Sie Ihrem Baby zumindest *in den ersten Wochen* lieber keinen Schnuller geben sollten.

Wissenswert vor dem Schnullergebrauch

Kinder kommen bestens ausgestattet zur Welt: mit einem schon im Bauch am eigenen Daumen trainierten Saugreflex. Das Saugbedürfnis und die Umstellung von der Dauerversorgung durch die Plazenta auf eine Ernährung über den Magen-Darm-Trakt sorgen dafür, dass das Neugeborene schon kurz nach der Geburt aktiv nach der Brust sucht, um zu trinken. Durch den Saugimpuls wird das Hormon Prolaktin ausgeschüttet, das für die Milchbildung sorgt. Das zweite wichtige Hormon im »Stillgeschäft« ist Oxytocin. Es löst nicht nur Wehen aus, sondern auch den Milchspendereflex, der die einmal gebildete Milch fließen lässt. Je mehr ein Baby saugt, desto mehr von diesen Hormonen werden freigesetzt und desto mehr Milch gibt es. Natürlich nur, wenn das Kind an der Brust saugt – und nicht am Schnuller. Das ist der Hauptgrund, weshalb ein Schnuller in den ersten Wochen, in denen sich das Milchangebot auf die vom Baby benötigte Menge einpegeln muss, kontraproduktiv ist.

Ein zweiter wichtiger Punkt ist, dass das Baby an der Brust ja erst einmal eine gute Saugtechnik entwickeln muss. »Gut« heißt, dass Mund und Zunge so positioniert sind, dass die Mutter dabei keine Schmerzen an der Brustwarze hat. Nun unterscheidet sich das Saugen am Schnuller oder an künstlichen Flaschensaugern deutlich vom Saugen an der Brust. Auch wenn es bisher keine evidenzbasierten Erkenntnisse zum Problem der Saugverwirrung gibt, ist es allen Stillberatenden doch wohlbekannt. Es gibt Neugeborene, die sich schon von einem kurzen Schnullern stark irritieren lassen, während andere Kinder problemlos zwischen den verschiedenen Saugmöglichkeiten hin- und herwechseln. Da die Kinder bei »Auslieferung« aber leider nicht entsprechend beschriftet sind, hat es sich als sinnvoll herausgestellt, gestillte Babys in der Still-Lernphase – also in den ersten vier bis sechs Wochen – nicht mit künstlichen Saugern zu konfrontieren. Sollte es aus medizinischen Gründen nötig sein, dass Sie zufüttern, gibt es Optionen wie die Becherfütterung oder das Brusternährungsset (siehe auch Seite 108), die nicht zu Irritationen beim Saugen führen.

Bei anhaltenden Stillproblemen, zum Beispiel bei wunden Brustwarzen, sollten Sie den Schnuller wirklich erst (wieder) einsetzen, wenn alles reibungslos funktioniert. Wenn Ihr Kind erst nach einigen Wochen den Schnuller bekommt und sich daraus plötzlich Stillprobleme ergeben, sollten Sie zunächst weiterhin auf Beruhigungssauger verzichten. Dasselbe gilt für Kinder, die nicht ganz optimal gedeihen: Sie sollten möglichst jedes Saugbedürfnis an der Brust stillen dürfen, damit die Milchproduktion angeregt wird und das Baby sich nicht über die frühen Hungerzeichen »hinwegschnullert«. Wie bei allen Problemen in der Stillzeit können wir Ihnen an dieser Stelle letztlich nur raten, sich kompetente Hilfe zu holen, damit Sie nicht ungewollt abstillen.

Schnullermodelle

Wenn sich nun aber alles eingespielt hat und Sie als Eltern Ihrem Kind den Schnuller gern geben würden, stellt sich die Frage: Welches Modell? Der Schnuller sollte möglichst weich sein, flexibel und im Zahn- und Lippenbereich einen möglichst kleinen Durchmesser haben. So schließt sich der Babymund besser um den Sauger. Bei sehr großen und »sperrigen« Modellen führt der offenere Mund zu mehr Mundatmung und damit verbunden zu einer höheren Infektanfälligkeit.

Eine flache und symmetrische Schnullerform ist den sogenannten kiefergerechten Modellen vorzuziehen. Ein Vorteil ist dabei, dass es keine Ober- und Unterseite gibt. Der Schnuller sollte von den Lippen gehalten werden, damit diese Funktion nicht von der Zunge übernommen wird. Es ist übrigens keinesfalls nötig, für größere Babys auch größere Schnuller zu kaufen. Die Brustwarze vergrößert sich ja auch nicht mit dem Alter des Kindes. Damit der Babymund beim Halten nicht überstrapaziert wird, sollte der Schnuller möglichst leicht und auch nicht mit einer schweren Schnullerkette verknüpft sein, die einen zusätzlichen Zug auf den Kiefer ausübt. Latex ist meist weicher als Silikon, und der Sauger sollte auf jeden Fall frei von dem Weichmacher Bisphenol A sein (und so gekennzeichnet!). Generell empfehlen wir, den Schnuller vor dem ersten Gebrauch und dann in regelmäßigen Abständen mindestens fünf Minuten lang auszukochen oder zu sterilisieren. Zwischendurch können Sie den Sauger unter fließendem Wasser reinigen. Außerdem sollten Sie regelmäßig überprüfen, ob er irgendwo kaputt ist, was beim intensiven Kontakt mit Babyzähnen vorkommen kann. Benutzen Sie auch intakte Schnuller aus hygienischen Gründen nicht länger als etwa zwei Monate.

Schnuller richtig einsetzen

Der dauerhafte Schnullergebrauch hat definitiv einige Nachteile – aber wie bei vielen Dingen macht auch hier die Dosis das Gift (oder vielmehr: die Kieferfehlstellung). Deshalb geben wir hier gerne die Empfehlung der Ärztin und Stillberaterin Gudrun von der Ohe weiter. Sie empfiehlt, den Schnuller so sorgsam wie ein Medikament einzusetzen. Zunächst heißt das, dass es einen Anlass für die Anwendung des Schnullers geben sollte. Also zum Beispiel eine Situation, in der die Beruhigung an der Brust oder auf andere Art nicht möglich ist. Außerdem ist es wichtig, den Schnullereinsatz möglichst mit Körperkontakt zu kombinieren, so wie es beim Stillen automatisch der Fall ist. Wenn dem Kind beim Saugen Nähe gegeben wird, fühlt es sich in seinem Kummer begleitet und nicht etwa »zugestöpselt«. Vorab sollten Sie natürlich sicherstellen, dass es sich bei dem Bedürfnis Ihres Babys nicht um Hunger handelt. Der Blick auf die Uhr ist dabei nicht entscheidend, zum Beispiel weil sich der Stillrhythmus in Wachstumsphasen immer wieder verändert.
Dann sollte die Dosierung des Schnullers stimmen, der Einsatz also auf eine bestimmte Zeit begrenzt sein. Beim älteren Baby oder Kleinkind ist die Frage, wann und wie lange Sie

in dieser Situation alternativ stillen würden, eine gute Entscheidungshilfe. So wird schnell deutlich, dass der Schnullereinsatz zum Beispiel bei Aktivitäten auf der Krabbeldecke oder beim Erkunden des Spielplatzes eher kontraproduktiv ist. Zum einem behindert er die Kommunikation zwischen Ihnen und Ihrem Kind, zum anderen hat das Kind in diesen Momenten ja kein körperliches Bedürfnis nach Beruhigung und Entspannung, sondern nach Aktivität. Da die Gesichtsmuskulatur immer im Zusammenspiel mit dem ganzen Körper agiert, ist der Schnuller beim Drehen, Krabbeln und Über-den-Spielplatz-Rennen alles andere als sinnvoll.

Wenn Sie derart vorgehen, wird es später wesentlich leichter, den Schnuller wegzulassen, als wenn er den ganzen Tag im Dauereinsatz ist. Manchmal entscheidet auch das Kind, den Schnuller gar nicht erst anzunehmen. Das müssen Eltern dann auch akzeptieren, wie so manches, was Sie sich ganz anders vorgestellt haben, bevor das Baby da war. Ohne Schnuller sieht man mehr Babygesicht auf Fotos und Sie haben ein Utensil weniger, an das Sie unterwegs denken müssen. Machen Sie also das Beste daraus – wie auch immer Sie und vor allem Ihr Kind sich in Sachen Schnuller entscheiden werden.

Spielen und Lernen

Vielleicht haben Sie sich schon gewundert, dass in unserer Ausstattungsliste ab Seite 54 überhaupt kein Babyspielzeug vorkommt. Dabei wird einem doch in jedem Spielzeugladen oder Babymarkt sofort vermittelt, dass wir als Eltern allerhand Dinge anschaffen müssen, um von Anfang an die Motorik, die akustischen und visuellen Fähigkeiten und natürlich auch das Sprachverständnis zu fördern! Viele Eltern fragen sich also schon im Wochenbett, was sie mit dem Kind machen sollen, damit ihm nicht langweilig wird. Ihr Neugeborenes hat derweil genug mit Ankommen, Stillen, Verdauen und Schlafen zu tun.

Als Eltern werden Sie mit der Zeit ganz von allein mitbekommen, wann Ihr Baby Anregungen braucht, und Sie werden sie ihm auch intuitiv geben. Denn Kuscheln, Toben, etwas später Sprechen und Singen mit dem Kind sowie das Erkunden von Alltagsgegenständen sind eine wunderbare Frühförderung. Und garantiert »pädagogisch wertvoll«, weil von Herzen kommend. Es stimmt, dass Kinder von Anfang an lernen und ihre Fähigkeiten weiterentwickeln. Das Erste, was ein Kind lernen möchte, ist allerdings etwas ganz Elementares, für das Sie nichts weiter tun müssen, als fürsorglich da zu sein: Ihr Kind möchte sich auf Sie verlassen können. Aus dieser Sicherheit heraus entwickeln Babys und kleine Kinder sich weiter und entdecken die Welt.

Spielzeug

Das individuellste und schönste »Spielzeug« sind Sie. Ihr Baby hat genug damit zu tun, Sie anzusehen, Sie zu riechen, zu hören und zu spüren. Dabei werden alle seine Sinne immer wieder neu angeregt. Ob von Mama an der Brust gestillt oder von Papa sanft im Tragetuch geschaukelt, beim Wickeln oder Baden – es erlebt immer wieder neue, stimulierende Reize. Manchmal sogar so viele, dass es überstimuliert ist. Es kann einem Baby durchaus zu viel werden, wenn es von Besucherarm zu Besucherarm weitergegeben wird. Oft macht sich das unmittelbar in dieser Situation gar nicht bemerkbar. Das Weinen zur Verarbeitung beginnt erst einige Stunden später, wenn das Kind eigentlich zur Ruhe kommen könnte. In einer aktiven Wachphase wird Ihr Baby aber begeistert die Mimik Ihres Gesichtes beobachten und versuchen, diese nachzuahmen. Wenn Ihr Baby Sie irgendwann in seinem zweiten Lebensmonat das erste Mal bewusst anlächelt, werden Sie deutlich merken, wie entzückt es von alldem ist, was Sie so tun. Sie ahnen bestimmt, worauf wir hinauswollen: Ihr Baby braucht keine Rasseln an seinem Ohr oder vor seinen Augen. Das, was der Alltag bietet, ist zunächst Lernraum genug.

Wenn das Kind mit etwa drei Monaten anfängt, gezieltes Greifen zu üben, müssen dafür keine zehn verschiedenen Greiflinge parat liegen. Ihr Kind findet die Dinge in seiner täglichen Umgebung wahrscheinlich ohnehin viel spannender. Die täglich benutzte Mullwindel ist meist beliebter als jedes Kuscheltier. Wir möchten Ihnen hier kein Kaufverbot für Spielzeug erteilen, aber gerade am Anfang benötigt Ihr Baby tatsächlich keines. Wie gesagt besteht eher die Gefahr der Überstimulation, wenn Spieluhren zu laut dudeln oder sich das viel zu bunte Mobile zu rasch bewegt. Auch wenn Sie wahrscheinlich allerhand Spielzeug geschenkt bekommen haben, wird das meiste davon erst wesentlich später für Ihr Baby interessant werden.

Babykurse

Ähnlich wie mit dem Spielzeug verhält es sich auch mit diversen Kursen, die unter dem Aspekt der frühen Förderung angeboten werden. Das Prager Eltern-Kind-Programm (kurz:

PEKiP) ist unter diesen Angeboten wohl am bekanntesten. Die Kosten dafür werden mittlerweile sogar von einigen wenigen Krankenkassen im Rahmen ihrer Präventionsprogramme übernommen.

PEKiP, Spielraum, DELFI, FABEL und wie moderne Babykurse sonst noch so heißen – bei aller Verschiedenheit der Ausrichtungen haben die Programme letztlich doch große Schnittmengen. Wenn wir einmal ehrlich sind, ist dabei aber nicht das Konzept das Wichtigste, sondern dass die Kursleitung sympathisch und empathisch ist. Neben diesem entscheidenden Wohlfühlfaktor sollte natürlich auch die Gruppe zu Ihnen passen. Sie finden sicher nicht in jedem Kurs die Freundin fürs Leben, aber die Chance, ein paar nette Menschen in der gleichen Lebenssituation zu treffen, ist recht hoch. Es gibt auch Kurse, die speziell »nur für Väter« angeboten werden.

Das Wochenbett sollte allerdings erst einmal kursfreie Zeit sein. Kurse empfehlen sich erst, wenn alle Familienmitglieder gut in der neuen Beziehungskonstellation angekommen sind. Der erste Termin ist dann eventuell der Rückbildungskurs mit Baby. Generell reicht ein Kurstermin pro Woche – und auch der darf mal ausfallen, wenn zum Beispiel im Vordergrund steht, dass Sie Schlaf nachholen. Gehen Sie's entspannt an.

Stillen

Muttermilch ist die von Natur aus vorgesehene Nahrung für Menschenkinder. Stillen tut aber auch der Mutter gut. Die Fakten sprechen Punkt für Punkt dafür.

Still-Fakten

- ☑ Muttermilch ist in der Nährstoffzusammensetzung optimal an den Bedarf des Babys angepasst. Viele Inhaltsstoffe der Muttermilch (zum Beispiel Eisen) kann der kindliche Organismus besser verwerten als die Inhaltsstoffe industriell hergestellter Säuglingsnahrung.
- ☑ Ein Milliliter Muttermilch enthält Tausende lebender Zellen, die Krankheitserreger abwehren. Im Kolostrum, der Muttermilch der ersten Tage, befinden sich besonders viele Abwehrstoffe.

- ☑ Bestimmte Inhaltsstoffe der Muttermilch tragen zu einer gesunden Darmflora bei und schützen dadurch vor Infektionen und Allergien.
- ☑ Bestimmte Fettsäuren in der Muttermilch fördern das Wachstum des Gehirns und die Netzhautentwicklung.
- ☑ Stillkinder leiden nachweislich seltener an Durchfall, Mittelohrentzündung oder Harnwegsinfekten.
- ☑ Das Risiko, später übergewichtig zu werden oder an Diabetes zu erkranken, ist bei Stillkindern deutlich geringer.
- ☑ Das Risiko, am plötzlichen Kindstod (SIDS) zu sterben (siehe auch Seite 77) ist bei Stillkindern ebenfalls deutlich geringer.
- ☑ Durch die intensive Muskelarbeit beim Saugen formt und stärkt sich der Kiefer für die spätere Zahnstellung und Sprachentwicklung.
- ☑ Die emotionalen Bedürfnisse des Babys werden durch das Stillen bestens befriedigt. Körperkontakt und Nähe vermitteln Geborgenheit; das Saugen entspannt und beruhigt.
- ☑ Muttermilch ist stets optimal temperiert, hygienisch einwandfrei und in genau der richtigen Menge vorhanden – gerade unterwegs ein großer Vorteil.
- ☑ Stillen fördert die Mutter-Kind-Bindung und ist besonders nach problematischen Geburten, komplizierten Schwangerschaften sowie für kranke oder zu früh geborene Babys eine große Hilfe.
- ☑ Bei der Mutter bewirken die Stillhormone nach der Geburt eine schnellere Gebärmutterrückbildung, zudem sorgen sie für Entspannung im Alltagsstress
- ☑ Stillende Mütter haben ein geringeres Risiko, später an Eierstockkrebs, Brustkrebs oder Osteoporose zu erkranken.
- ☑ Stillen spart Zeit und Geld und ist umweltfreundlich.

Für den Vater ist der weniger unterbrochene Nachtschlaf ein großer Vorteil des Stillens. Die so »erschlafene« Energie kann er am Tag gut brauchen, um die Partnerin zu unterstützen. Mögliche Nachteile, wie das Gefühl der Mutter, sich durch das Stillen angebunden oder überfordert zu fühlen, oder eine Beeinträchtigung der Beziehung der Eltern zueinander, sollten Sie individuell miteinander besprechen. Es gibt nur wenige, seltene Erkrankungen bei Müttern, die von vornherein gegen das Stillen sprechen. Natürlich sollten auch Mütter, die sich gegen das Stillen entscheiden oder nicht stillen können, liebevoll von ihrem Partner und geeignetem Fachpersonal unterstützt werden, damit sie eine gute Bindung zu ihrem Kind aufbauen. Stillen ist nur ein Teil davon.

Ihr Baby bereitet sich schon in der Schwangerschaft auf das Stillen vor. Es trainiert fleißig das Saugen am Daumen, das Schlucken (Fruchtwasser) und weitere für das Stillen notwendige Reflexe. Nach der Geburt sorgen mütterliche Hormone dafür, dass sich der Körper der Mutter sofort weiterentwickelt und auf die »externe« Ernährung des Babys umstellt (siehe Seite 17). Dadurch, dass das Kind saugt, bildet sich bei der Mutter vermehrt das »Milchbildungshormon« Prolaktin. Die Milchbildung wird also durch häufiges, langes und intensives Saugen angeregt. Deshalb ist das nächtliche Stillen zum Beispiel auch so wichtig für eine ausreichende Milchbildung. Außerdem wird durch Saugen des Kindes das Hormon Oxytocin ausgeschüttet, das etwa eine Minute nach dem Stillbeginn den Milchspendereflex auslöst. Oxytocin regt die Zellen rund um die Milchbläschen (Alveolen) an, sich zusammenzuziehen und die Muttermilch in die Milchgänge zu pressen. Während einer Stillmahlzeit finden mehrere Milchspendereflexe statt. Da der Reflex in beiden Brüsten zugleich ausgelöst wird, kann auch die gerade nicht gestillte Seite anfangen zu tropfen. Viele Frauen spüren den Milchspendereflex als Ziehen oder Kribbeln oder als kurzen Schmerz in der Brust.

Oxytocin ist auch das sogenannte Liebeshormon, das beim Sex bei Frau und Mann ausgeschüttet wird. Zusammen mit Prolaktin bewirkt es bei Frauen ein starkes Gefühl der Mütterlichkeit – das Bedürfnis, das Kind zu schützen, es zu umsorgen und zu ernähren. Übrigens steigt der Prolaktinspiegel nach der Geburt ebenfalls bei den Vätern, während die Werte des »Männlichkeitshormons« Testosteron sinken.

Das Stresshormon Adrenalin wiederum behindert die Oxytocinausschüttung. Adrenalin wird zum Beispiel bei Schmerzen, Ärger, Hektik und Unruhe gebildet. Nun können Sie sich sicher vorstellen, was das Stillen unterstützt und was es eher erschwert.

STILLFÖRDERND

- ☑ häufiges und langes Anlegen des Kindes (früh nach der Geburt beginnen!)
- ☑ viel Hautkontakt mit dem Baby
- ☑ eine ruhige, entspannte Atmosphäre
- ☑ eine für Mutter und Kind bequeme Stillhaltung
- ☑ Ausruhen, wenn das Kind schläft
- ☑ Hilfe im Alltag, aber auch bei Stillschwierigkeiten
- ☑ Bestätigung der mütterlichen Kompetenz – Lob
- ☑ angenehme Berührungen (zum Beispiel eine Rückenmassage, siehe Seite 167)
- ☑ einfühlsame Zuwendung, Umsorgtwerden mit Essen und Trinken

STILLHEMMEND

- ☑ Trennung vom Kind, wenig Hautkontakt
- ☑ zu spätes und zu seltenes Anlegen nach der Geburt
- ☑ anhaltende Schmerzen der Mutter
- ☑ fehlende Unterstützung bei anfänglichen Unsicherheiten oder Stillschwierigkeiten
- ☑ Stress, Ärger, Hektik, Unruhe, Angst

Anlegen und Stillpositionen

Neugeborene sind in der ersten Stunde nach der Geburt meist hellwach und bereit für die erste Stillmahlzeit. An der anfangs noch weichen Brust erfassen die Babys die Brustwarze gut und üben so das ideale Saugverhalten. Alle Faktoren, die das Bonding begünstigen (siehe Seite 60), fördern auch das erfolgreiche Stillen. Die sensible Phase nach der Entbindung sollte nicht durch Wiegen, Messen oder andere medizinisch unnötige Maßnahmen gestört werden. Das Baby bringt sogar die Voraussetzungen mit, um selbstständig vom Bauch der Mutter zur Brustwarze hochzurobben und mit dem Saugen zu beginnen! Diese große Stillbereitschaft sollten Sie für einen gelungenen Start nutzen.

Wenn Sie als Mutter entspannt zurückgelehnt liegen und mit Ihrem Kind im Bauchkontakt sind, werden die Stillreflexe Ihres Babys besonders gut aktiviert (»intuitives Stillen«). Berühren Sie nun die (möglichst nackten) Füßchen, wird der sogenannte Suchreflex ausgelöst, mit dem sich das Kind in Richtung Brustwarze orientiert.

Natürlich dürfen Sie Ihrem Kind auch ein bisschen helfen, die Brustwarze zu finden. Vertrauen Sie aber darauf, dass es sich generell selbst »andocken« kann und in der entspannten Bauch-auf-Bauch-Position nicht einmal von Ihnen angelegt werden muss, wie andere Stillpositionen das erfordern. Warten Sie entspannt ab, was Ihr Baby macht, und geben Sie ihm nur seitlich etwas Halt, indem Sie Ihre Arme locker um das kleine Wesen legen. Diese nach hinten gelehnte Stellung ist für die meisten Mütter in der Wochenbettzeit (und darüber hinaus) sehr angenehm. Sie beugt Verspannungen und Rückenschmerzen vor.

Bei anderen Stillpositionen müssen Sie Ihr Kind etwas mehr unterstützen. Sorgen Sie dafür, dass die Brustwarze immer auf Höhe seines Mundes liegt. Achten Sie außerdem darauf, dass der Körper des Kindes der Brust zugewandt ist und dass das Baby sein Köpfchen zum Stillen nicht verdrehen muss. Das ist in allen Stillpositionen wichtig.

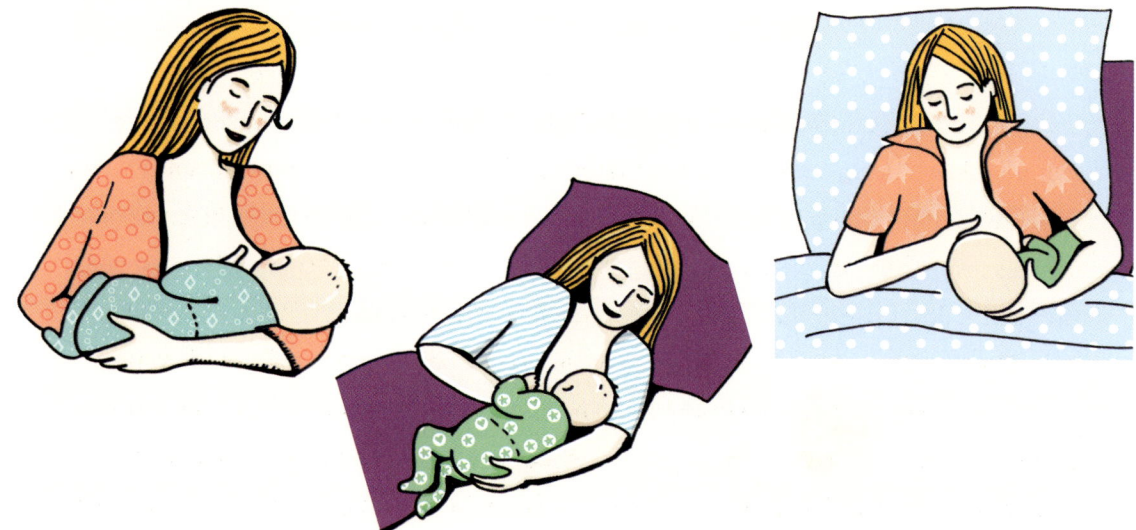

ANLEGEN LEICHT GEMACHT

- ☑ Ziehen Sie Ihr Baby dicht an sich heran. Es sollte auf Höhe der Brust liegen, gegebenenfalls mit einem Kissen darunter.
- ☑ Halten Sie Ihre Brust im »C-Griff«: Der abgespreizte Daumen liegt im oberen Brustbereich auf, die restlichen Finger umfassen den unteren Teil der Brust. So bilden Daumen und Zeigefinger ein C, das die Brust seitlich umfasst.
- ☑ Streicheln Sie mit der Brustwarze die Lippen Ihres Babys. Dadurch lösen Sie den Reiz aus, dass es den Mund weit öffnet.
- ☑ Ziehen Sie Ihr Kind dann rasch ganz nah zu sich heran, damit es »andocken« kann.
- ☑ Dass das Baby richtig angelegt wurde, merken Sie vor allem daran, dass Ihnen über ein anfängliches Ziehen hinaus nichts weh tut.
- ☑ Wenn Sie einen Schmerz spüren, lösen Sie Ihr Kind wieder ab, indem Sie Ihren kleinen Finger sanft in seinen Mundwinkel schieben. So löst sich das Saugvakuum. Legen Sie dann erneut an.

Richtig angelegt befindet sich die Nase des Babys ganz dicht an Ihrer Brust. Das ist in Ordnung so – Sie müssen die Brust nicht mit den Händen weghalten. Babynasen sind anatomisch so konzipiert, dass das Kind damit auch beim Stillen gut atmen kann. Andernfalls lässt es die Brust einfach los. Anfangs wird das Baby schneller saugen, um den ersten Milchspendereflex auszulösen. Danach geht das Stillen ruhiger und gleichmäßiger weiter. Sie werden das regelmäßige Schlucken des Kindes sehen, aber auch hören. Schnalzende oder schmatzende Geräusche können darauf hinweisen, dass der Saugschluss nicht ganz stimmt und dass das Baby zu wenig Brust im Mund hat. Dann nuckelt das Baby nur mit gespitztem Mund oder nach innen gezogenen Lippen, statt mit weit geöffnetem Mund und nach außen gestülpten Lippen zu trinken. Wenn hier etwas nicht stimmt, sollten Sie das Kind ablösen und es neu anlegen, auch, um wunden Brustwarzen vorzubeugen (siehe Seite 35). Das genaue Vorgehen beim Anlegen ist vor allem in der Anfangszeit wichtig. Bei älteren Babys oder Kleinkindern haben Sie vielleicht schon beobachtet, dass sie in allen möglichen Positionen gestillt werden. Sie brauchen also nicht zu befürchten, dass Sie nur noch mit Stillkissen und höchst konzentriert im Café sitzen werden oder sich mit Baby gar nicht erst dorthin trauen werden. Sie und Ihr Kind werden schon bald ein eingespieltes Stillteam sein. Doch nehmen Sie sich anfangs genug Zeit dafür. Schließlich müssen Sie einander auch beim Stillen erst kennenlernen. Die Väter können helfen, indem sie vielleicht ein Kissen anbieten oder eine Fußbank holen, die beim Stillen im Sitzen dafür sorgt, dass Sie die Füße bequem und fest abstellen können.

Wechseln Sie mehrmals am Tag zwischen verschiedenen Stillpositionen. So wird die Brustwarze nicht immer an derselben Stelle belastet und die Milchgänge leeren sich gleichmäßiger. Außerdem hat Ihr Körper gerne etwas Abwechslung, dann entstehen keine einseitigen Verspannungen. Wenn das Stillen allerdings gerade problematisch ist und Sie dabei Schmerzen haben, stillen Sie bitte in der Position, in der es für Sie gerade am angenehmsten ist.

PROST MAHLZEIT!

Das Aufstoßen (»Bäuerchen«) ist bei Stillkindern meist nicht notwendig, weil sie viel weniger Luft beim Stillen schlucken als nicht gestillte Kinder. Nur wenn Ihr Kind viel spuckt, kann es sinnvoll sein, während der Stillmahlzeit zwischendurch die Gelegenheit zum Aufstoßen zu geben, indem Sie das Baby leicht über Ihre Schulter legen und ihm sanft zwischen die Schulterblätter klopfen.

Signale des Babys

Direkt nach der Geburt und auch in den weiteren Tagen sollte Ihr Neugeborenes zeitlich unbeschränkt saugen dürfen. Frühe Hungerzeichen des Babys sind deutlich zu erkennen: saugende oder schmatzende Geräusche, Lecken der Lippen, Herausstrecken der Zunge,

Hin- und Herdrehen des Kopfes, allgemeine Unruhe oder auch Saugen am Händchen. Glücklicherweise bieten heute die meisten Kliniken das Rooming-in an. So lernen Sie frühzeitig, die Hungerzeichen zu »lesen«, und Ihr Kind wird nicht erst schreiend zum Stillen gebracht.

Schreien ist ein sehr spätes Hungerzeichen! Und das Anlegen eines aufgebrachten Säuglings gestaltet sich oft schwierig. Wenn eine Mutter also gerade schläft und ein Vater sein Kind herumträgt, sollte er seine Partnerin schon bei den ersten Anzeichen wecken, damit sie das Baby noch in Ruhe anlegen kann.

Ein zufrieden an der Brust liegendes Baby zeigt Ihnen seine zunehmende Entspannung und Sättigung. Sein Mund wird feucht, vielleicht rinnt auch etwas Milch heraus. Die Körperspannung lässt nach, was Sie zum Beispiel daran sehen, dass sich die zuvor geballten Fäustchen wieder öffnen.

In den ersten Wochen wird Ihr Baby beim Stillen einschlafen, denn die selbstständige Nahrungsaufnahme strengt wirklich an. Die Entspannung beim Stillen setzt übrigens auch bei der Mutter ein, vorausgesetzt, dass sie keine Schmerzen hat. Durst und Schläfrigkeit machen sich bemerkbar. Ein Glas Wasser am Stillplatz bereitzustellen ist also immer eine gute Idee.

Wie oft und wie lange stillen?

Direkt nach der Geburt wird Ihr gestilltes Kind wahrscheinlich erst einmal eine längere Schlafphase haben. Trotzdem ist es wichtig, dass das Baby in den ersten 24 Lebensstunden mindestens sechsmal an der Brust trinkt. Am zweiten Lebenstag sollten es schon mindestens acht oder mehr Stillmahlzeiten sein. Zum einen bewirkt das bei der Mutter eine bessere Gebärmutterrückbildung und reduziert das Nachblutungsrisiko. Zum anderen fördert jede Stillmahlzeit beim Kind die Ausscheidung von Kindspech (Mekonium, siehe auch Seite 52), was wiederum das Risiko einer verstärkten Gelbsucht (Hyperbilirubinämie, siehe auch Seite 76) vermindert.

Ihr Baby bekommt mit dem Kolostrum, der ersten Milch nach der Geburt, nicht nur genau die richtigen Nährstoffe in der richtigen Dosierung, sondern auch eine Extraportion Immunstoffe mit auf dem Weg. Die zunächst kleinen Nahrungsmengen passen genau zum winzigen Babymagen, der am ersten Tag gerade einmal die Größe einer Murmel hat.

Reduzieren Sie jetzt also weder die Stilldauer noch die Stillhäufigkeit. So wird auch die anfängliche Gewichtsabnahme (siehe dazu Seite 81) im normalen Rahmen bleiben.

Bei etwas »schläfrigeren« Kindern kann es sein, dass Sie Ihr Kind zum Stillen wecken und etwas animieren müssen. Das gilt auch, wenn Ihr Kind nur sehr kurz an der Brust saugt. Stimulieren Sie den Säugling dafür sanft an den Händen oder Füßchen. Ausziehen und damit mehr Körperkontakt mit Ihnen kann Ihr Kind zusätzlich etwas wacher machen. Idealerweise lassen Sie Ihr Baby so lange an der Brust, bis es von selbst zu trinken aufhört oder einschläft. Bei kurzen Stillmahlzeiten können Sie auch mehrmals zwischendurch die Seite wechseln, um das Kind zu animieren. Entscheidend ist beim Stillen aber keine bestimmte Minutenzahl, sondern letztlich, wie effektiv Ihr Baby saugt. Das unterscheidet sich von Kind zu Kind und ist abhängig von der Tagesform. Wenn Ihr Baby gut getrunken hat, wird Ihre Brust sich in den ersten Wochen direkt leichter und angenehmer anfühlen.

Die Stillfrequenz wird in den folgenden Tagen noch zunehmen, sodass Ihr Baby sich an seinem dritten oder vierten Lebenstag wahrscheinlich sogar zehn- bis fünfzehnmal in 24 Stunden meldet. Da die meisten Mütter in dieser Zeit aufgrund des Milcheinschusses (siehe auch Seite 32) mit vollen und gespannten Brüsten zu kämpfen haben, ist das sehr gut. Längere Pausen verstärken die Beschwerden nämlich eher. Stillen nach Bedarf richtet sich auch nach dem Bedarf der Mutter: Bei Brüsten, die sich unangenehm voll anfühlen, dürfen Sie Ihr Baby zwischendurch einfach sanft zum Stillen »überreden«.

Die sehr hohe Stillfrequenz pendelt sich nach acht bis zehn Tagen meist wieder etwas nach unten ein, bleibt aber mit acht oder mehr Mahlzeiten am Tag weiterhin hoch. Dann hat sich das Kolostrum in die sogenannte reife Frauenmilch umgewandelt. Diese Milch enthält weniger Eiweiß, hat dafür aber einen höheren Fettanteil und eine weißlich bis bläulich schimmernde Farbe. Das Kolostrum sieht dagegen gelblich aus, weil es größere Mengen Karotin (Vitamin A) enthält.

Es ist eine gute Stimulation, anfangs immer beide Brüste anzubieten. Sie müssen das nicht zwingend bei jedem Stillen tun. Achten Sie jedoch darauf, dass die Brust, die Sie auslassen, keine allzu lange Pause hat, damit Sie keinen Milchstau bekommen. Statt sich umständlich aufzuschreiben, welche Seite Sie wann gestillt haben, tasten Sie lieber sanft Ihre Brust ab – Sie werden fühlen, wo Ihr Stillbedarf größer ist.

Hürden auf der Milchstraße

Wie oft sich Ihr Kind zum Stillen melden wird, können wir Ihnen nicht sagen, denn das Stillverhalten ist bei jedem Kind individuell. Sie können aber davon ausgehen, dass es häufig sein wird, und das ist auch gut so. Normal ist außerdem das sogenannte Clusterfeeding in den Abendstunden: Das Kind möchte dann immer wieder an die Brust, obwohl es erst vor fünfzehn oder zwanzig Minuten getrunken hat und dabei sogar eingeschlafen ist. Machen Sie es sich bequem in diesen abendlichen Dauerstillphasen. Und als Partner sorgen Sie am besten für ein Abendessen, was sich einhändig gut essen lässt.

Typischerweise haben Babys in einem Alter von circa drei bis sechs Wochen und auch nach der Wochenbettzeit noch Wachstumsschübe. Währenddessen möchten sie plötzlich am liebsten durchgehend an der Brust sein. Meist nimmt die hohe Stillfrequenz dann nach zwei, drei Tagen wieder ab.

Stillen ist in den ersten Wochen oder Monaten also wirklich ein Vollzeitjob, der rund um die Uhr ausgeübt wird. Ihr Kind bekommt wie gesagt an der Brust nicht nur Muttermilch, sondern auch Nähe, Geborgenheit und Entspannung. Das kann streckenweise ganz schön anstrengend werden. Als stillende Mutter dürfen Sie ruhig darüber jammern und schimpfen – auch wenn Sie die innige Stillbeziehung zu Ihrem Baby grundsätzlich genießen.

Stellen Sie als Vater jetzt lieber Ihre breite Schulter zum Ausweinen zur Verfügung, statt in die Drogerie zu sprinten und Flaschennahrung zu holen. Genau das würde das Stillen zusätzlich verkomplizieren und ist in der Regel auch nicht das, was sich eine Mutter wünscht. Zuhören, Anerkennung, In-den-Arm-Nehmen und vielleicht etwas Gutes zu essen anbieten hilft viel besser in Stillkrisen. Warum wir in den ersten Wochen noch vom Gebrauch eines Beruhigungssaugers abraten, steht auf Seite 92 f..

Wenn schwerwiegende Stillprobleme auftreten, die Beschwerden oder Schmerzen verursachen, sollten Sie sich schnell professionelle Hilfe holen (siehe Seite 33 ff.). Die Probleme lassen sich meist besser in den Griff bekommen, je eher Sie handeln. Denken Sie auch daran, dass Sie Ihre Hebamme durchaus noch in Zeiten um Rat fragen können, in denen sie Sie nicht mehr täglich besucht.

Literatur

Weigert, Vivian: Stillen, Kösel 2010; Lothrop, Hannah: Das Stillbuch, Kösel 2006
Gresens, Regine: Intuitives Stillen, Kösel 2016

Zufüttermethoden

Ihr Baby braucht im ersten Lebenshalbjahr keine andere Nahrung als Muttermilch. Auch Wasser oder Tee sind nicht erforderlich. Wenn es heiß ist, wird sich Ihr Kind einfach öfter melden. Jede Form von Babynahrung, die keine Muttermilch ist, kann unerwünschte Auswirkungen haben. Sie sollten daher nicht unbedacht oder grundlos zufüttern. Manchmal gibt es jedoch Stillschwierigkeiten, die ein – meist vorübergehendes – Zufüttern erfordern, entweder mit abgepumpter Muttermilch (siehe Seite 109) oder einer geeigneten Säuglingsnahrung (siehe Seite 63). Damit ein Stillkind weiterhin gut an die Brust geht, sollten Sie es nicht mit der Flasche zufüttern. Probieren Sie stattdessen lieber eine auf Ihr Kind abgestimmte alternative Fütterungsmethode.

Empfehlenswert ist die Bechermethode mit einem speziellen Becher (zum Beispiel von Medela). Lassen Sie sich diese Technik einmal von Ihrer Hebamme oder Stillberaterin zeigen: Sie stimulieren mit der Becherkante sanft die Lippen Ihres Babys. Wenn es den Mund weit öffnet, legen Sie den Becherrand auf die Unterlippe, sodass die Mundwinkel an beiden Seiten berührt werden. Dann wird Ihr Baby seine Zunge herausstrecken und beginnen, die Milch wie ein Kätzchen aus dem Becher zu schlecken. Lassen Sie Ihr Kind unbedingt das Trinktempo bestimmen und gießen Sie die Milch auf keinen Fall in seinen Mund.

Alternativ können Sie die Nahrung auch direkt an der Brust zufüttern: über einen kleinen Schlauch, der mit hautfreundlichem Pflaster direkt am Brustwarzenhof (Areola) befestigt wird und beim Stillen somit im Babymund liegt. Der Schlauch führt zu einer Spritze, die während des Stillvorganges langsam Milch durch den Schlauch befördert. Zum Spritzen braucht es meist zusätzliche Hände.

Praktischer ist ein Brusternährungsset, bei dem der Schlauch zu einem mit Milch gefüllten Behälter führt, den sich die Mutter wie eine Kette um den Hals hängen kann. So erhält das Baby gleichzeitig Muttermilch direkt aus der Brust und die zusätzliche Nahrung. Durch das Saugen wird die Milchbildung weiterhin stimuliert.

Ein Fingerfeeder ist ein weicher, nach vorn hin schmal zulaufender Silikonaufsatz für Spritzen. Sie lassen das Baby bei dieser Methode an ihrem (sauberen!) kleinen Finger saugen. Der Fingernagel zeigt dabei in Richtung Babyzunge. Nun führen Sie den Fingerfeeder vorsichtig in den Mundwinkel ein. Jedes Mal, wenn das Baby am Finger saugt, spritzen Sie zusätzlich etwas Milch in seinen Mund. Es besteht auch die Möglichkeit, mit dem Fingerfeeder direkt an der Brust zuzufüttern. Aber Vorsicht: Die Fingerfütterung kann zu Saugirritationen führen. Sie sollte deshalb nur in Absprache mit medizinischem Fachpersonal (Stillberaterin IBCLC) eingesetzt werden.

> ### MUTTERMILCH AUFBEWAHREN
>
> Zur Aufbewahrung eignen sich Behältnisse aus Glas oder Hartplastik. Es gibt auch spezielle Muttermilchgefrierbeutel.
> Muttermilch hält sich …
> - bei Raumtemperatur: bis zu sechs Stunden
> - im Kühlschrank bei maximal 4 Grad Celsius: sechs bis acht Tage
> - im Tiefkühlfach (drei Sterne) bei -18 Grad Celsius: drei bis vier Monate
> - im Tiefkühlschrank: bis zu sechs Monate
> - in einer Kühltasche mit Kühlelementen: 24 Stunden
>
> Tauen Sie die Milch am besten im Kühlschrank auf, keinesfalls in der Mikrowelle! Unangebrochene Muttermilch aus dem Tiefkühlfach kann bis zu 24 Stunden im Kühlschrank aufbewahrt werden.

Abpumpen und Ausstreichen von Muttermilch

Wenn Sie in besonderen Situationen (z.B. Frühgeburtlichkeit) oder bei Stillschwierigkeiten Muttermilch abpumpen müssen, bekommen Sie in der Regel ein Rezept vom Arzt für eine elektrische Milchpumpe, die Sie in der Apotheke ausleihen können. Am effektivsten sind elektrische Intervallpumpen mit einem Doppelpumpset. Die Pumpaufsätze gibt es in verschiedenen Größen und sollten zu ihrer Brustwarze passen. Lassen Sie sich die Anwendung und die Aufbereitung der Pumpe vom Klinikpersonal oder von Ihrer Hebamme erklären. Die Anwendungsdauer und Häufigkeit richtet sich nach der momentanen Stillsituation und muss immer wieder individuell angepasst werden. Sorgen Sie auch beim Abpumpen für eine entspannte Atmosphäre und bereiten Sie die Brust mit einer kurzen Massage vor, da dies den Milchfluss unterstützt.

Für das gelegentliche Abpumpen, um zum Beispiel Milch für eine Abwesenheit zu gewinnen, ist eine manuelle Handmilchpumpe (Einhandpumpe) oder die Handentleerung (siehe Seite 32) ausreichend. Beginnen Sie mit dem zusätzlichen Abpumpen möglichst erst, wenn sich das Stillen zwischen Ihnen und Ihrem Baby gut eingespielt hat.

Tragen

Alle Babys sind »Traglinge« und genießen es sehr, entsprechend befördert zu werden. Darum gehen ihre Beinchen gleich in die Anhock-Spreizhaltung, wenn man sie hochnimmt. So klammert sich das Baby mit den Beinen an der elterlichen Hüfte fest. Auch der Greifreflex von Neugeborenen rührt daher, dass das Kind sich – wie bei anderen Säugetieren noch immer zu sehen – am »Fell« der Mutter festhalten will. In früheren Zeiten war das auch sinnvoll, denn nur am Körper der Mutter war das Kind sicher vor Gefahren geschützt.

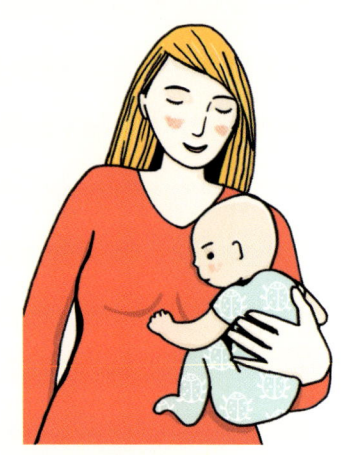

Der Kinderwagen ist in der Menschheitsgeschichte eine recht neumodische Erfindung, die wir Ihnen an dieser Stelle auch sicher nicht ausreden wollen. Sorgen Sie aber auf jeden Fall für eine gute Tragehilfe, denn nicht wenigen Kindern ist im Wagen der Abstand zu ihren Bezugspersonen zu groß. Sie fordern dann mehr Geborgenheit ein, um zum Beispiel entspannt zu schlafen. Für Ihren Rücken, Ihren Beckenboden und letztlich auch für Ihre Nerven ist es wesentlich angenehmer, wenn Sie Ihr Baby bequem im Tuch tragen, als wenn Sie es auf dem Arm »balancieren«. Überdies haben Sie die Hände frei, was im Alltag enorm hilft. Es gibt mittlerweile 1001 Tragetücher auf dem Markt und ebenso viele Wickeltechniken dafür. Um die für Sie und Ihr Kind passende Variante zu finden, empfehlen wir Ihnen das Ausprobieren bei einer Trageberaterin. Einige Hebammen haben diese Qualifikation auch. Ein Gutschein für so eine Trageberatung ist übrigens ein schöner Geschenktipp für Familie und Freunde. Wenn Sie »Ihr« Tragesystem schon in der Schwangerschaft finden möchten, können Sie es einfach mit einer Tragepuppe ausprobieren.

Literatur
Kirkilionis, Evelin: Ein Baby will getragen sein, Kösel 2013

RICHTIG TRAGEN

- ☑ Die Anhock-Spreizhaltung wird von einer ergonomisch sinnvollen Tragetechnik mit Tuch oder einer guten Babytrage unterstützt. Der Tuch- oder Tragesackteil zwischen den Babybeinen sollte dabei von Kniekehle zu Kniekehle gehen, der Babypo unterhalb der Knie sein.
- ☑ Achten Sie bei allen Tragepositionen darauf, dass Ihr Baby fest genug gebunden ist, um nicht in sich zusammenzusacken.
- ☑ Da kleine Babys ihren Kopf noch nicht selbst halten können und auch ein älteres Kind beim Schlafen keine Kontrolle über seinen Kopf hat, muss die Tragehilfe diesen gut abstützen. Der Kinderkopf sollte sich für Sie auf angenehmer Kusshöhe befinden, wenn Sie den Kopf senken. Ein zu tiefer Sitz ist weder für den Tragenden noch für das getragene Kind so richtig angenehm.
- ☑ Für die erste Tragezeit sind Tragetücher unschlagbar, weil sie sich der jeweiligen Babygröße am besten anpassen. Die Hebamme oder eine Trageberaterin kann Ihnen die richtige Bindetechnik zeigen. Was anfangs vielleicht noch kompliziert wirkt, stellt sich spätestens nach dem dritten Binden als vollkommen logisch und einfach heraus, versprochen!
- ☑ Eine gute Komfort-Babytrage (zum Beispiel Emeibaby, Mysol, Buzzidil, Bondolino) lässt sich noch schneller an- und ablegen als ein Tuch. Diese Tragen können, je nach Größe des Kindes, mehrere Jahre genutzt werden. Sie können davon ausgehen, dass auch ein Kind, das schon längst läuft, noch genug Zeit auf Ihrem Arm oder wahlweise auf den (irgendwann schmerzenden) Schultern verbringen wird.

> **SO NICHT:**
> - ☑ Das Tragen in der Wiegeposition, bei der das Baby quer zu Ihrem Körper im Tuch liegt, empfehlen wir nicht, weil Ihr Baby dabei zu sehr zusammensackt und seine Atmung behindert werden könnte.
> - ☑ Babys sollten nie mit Blick nach außen getragen werden, auch wenn man das in Zeitschriften oder auf der Straße immer wieder sieht. Diese Haltung schädigt die Hüfte und den Rücken des Babys und übt Druck auf seine Geschlechtsteile aus. Auch für den Tragenden ist diese Haltung ungesund. (Ein Kind, das später »mehr sehen« möchte, können Sie seitlich auf der Hüfte oder dem Rücken tragen. Hier hat es den Überblick, kann sich aber jederzeit ankuscheln.)

Transport im Auto

Auch schon für die vielleicht nur kurze Rückfahrt von der Klinik brauchen Sie unbedingt eine den aktuellen Verordnungen entsprechende Autobabyschale, in der das Kind entgegen der Fahrtrichtung transportiert wird.

Denken Sie daran, Ihr Kind nach einer Autofahrt immer aus dem Sitz zu nehmen, auch wenn es darin gerade »so schön schläft«! Babyschalen sind nur für die sichere Mitfahrt im Auto gedacht und stellen kein generelles Transportmittel für Ihr Baby dar. Die meisten Babytransportschalen bringen das Baby in eine halb sitzende Position, die ungünstig für die weiche Wirbelsäule von Neugeborenen ist. Außerdem hält das Baby in den ersten Monaten seinen Kopf noch nicht sicher. Wenn nun der Oberkörper zusammenklappt und das Köpfchen nach vorn fällt, kann das Kind im Sitz Atemprobleme bekommen.

Vorsorgeuntersuchungen

U-Untersuchungen

Für alle Kinder sind zwischen der Geburt und dem elften Lebensjahr insgesamt zwölf Vorsorgeuntersuchungen (»U-Termine«) vorgesehen. Ziel ist dabei, Erkrankungen vorzubeugen oder sie zumindest früh zu erkennen und zu behandeln. Suchen Sie sich für die U-Untersuchungen vielleicht schon vor der Geburt einen Kinderarzt, bei dem Sie sich gut aufgehoben fühlen. Wenn Sie dem Arzt vertrauen, wird sich das auch auf das Kind übertragen. Begleiten Sie Ihr Baby liebevoll bei den Untersuchungen – denn nicht nur für Sie ist vieles neu und aufregend beim Kinderarzt.

Direkt nach der Geburt wird die erste Vorsorgeuntersuchung (U1) meist von der Hebamme durchgeführt. Sie misst das Gewicht, die Länge und den Kopfumfang des Neugeborenen. Außerdem untersucht sie den Allgemeinzustand des Kindes, die Reifezeichen, prüft eventuelle Fehlbildungen und Geburtsschädigungen.

Zur U1 gehören auch die Vitamin-K-Gabe (siehe Seite 115) und, wenn erforderlich, die Augenprophylaxe (siehe unten). Außerdem werden in den ersten Tagen das Neugeborenenscreening (siehe Seite 115) und der Hörtest (siehe Seite 114) durchgeführt. Die Ergebnisse der U1 werden in einem gelben Kinderuntersuchungsheft dokumentiert, das Sie dann auch bei allen weiteren Vorsorgeuntersuchungen mit zum Arzt nehmen.

Die U2 wird – wie auch alle folgenden U-Untersuchungen – vom Kinderarzt durchgeführt. Sie findet zwischen dem dritten und vierzehnten Lebenstag (möglichst bis zum zehnten Tag) statt. Meist wird die U2 noch in der Geburtsklinik durchgeführt. Bei außerklinischen und ambulanten Geburten müssen Sie selbst einen Termin vereinbaren.

Die dritte Vorsorgeuntersuchung (U3) wird zwischen der dritten und achten Lebenswoche (möglichst in der vierten oder fünften Lebenswoche) durchgeführt. Neben den Messungen steht im Rahmen der körperlichen Untersuchung nun unter anderem ein Hüftultraschall (siehe Seite 114) an. Wenn Ihr Kinderarzt diese Untersuchung nicht selbst durchführt, wird er Sie an eine orthopädische Praxis überweisen.

Augenprophylaxe

Die Augenprophylaxe soll eine bestimmte eitrige Bindehautentzündung verhindern, die dadurch entsteht, dass eine mit Krankheitserregern infizierte Mutter bei der Geburt die Keime auf das Neugeborene überträgt. Durch die Infektion kann das Kind schlimmstenfalls erblinden.

Es wird in der Regel eine antibiotische Augensalbe angewandt, wenn eine vaginale Infektion der Mutter vorliegt oder beim Kind eine Bindehautentzündung auftritt.

Hörscreening

Das Hörscreening wird in der Regel zwischen dem dritten und fünften Lebenstag in der Klinik oder in einer ambulanten Praxis durchgeführt. Die Untersuchung wird in der Regel durchgeführt, wenn das Baby schläft. Es hat dabei keine Schmerzen. Mit einer Messsonde überprüfen die Ärzte, ob die Nervenimpulse aus dem Innenohr an das Gehirn richtig weitergeleitet und verarbeitet werden.

Hüftgelenkscreening

Ungefähr drei von hundert Neugeborenen kommen mit einer Fehlentwicklung der Hüfte (Hüftdysplasie, siehe Seite 73) zur Welt, die unterschiedlich stark ausgeprägt sein kann. Ein Ultraschall (Sonografie) der Hüfte zwischen der dritten und achten Lebenswoche gehört zur Vorsorgeuntersuchung U3. Wenn es besondere Auffälligkeiten gibt oder Hüfterkrankungen in der Familie bekannt sind, sollte der Hüftultraschall schon in den ersten Lebenstagen erfolgen.

Impfungen

Bereits in der Wochenbettzeit wird im Rahmen der dritten Vorsorgeuntersuchung (U3) das Thema Impfen auf Sie zukommen, da die Ständige Impfkommission (STIKO) die erste Impfung für Säuglinge in einem Alter ab sechs Wochen (gegen Rotaviren) und weitere ab dem vollendeten zweiten Lebensmonat empfiehlt. Die STIKO-Empfehlungen gelten als »medizinischer Standard«. Impfungen dürfen allerdings nur mit Zustimmung des angemessen aufgeklärten Patienten oder Sorgeberechtigten erfolgen. In Deutschland gibt es keine Impfpflicht, und so entscheiden Sie als Eltern darüber, welche Impfungen Sie wann bei Ihrem Kind durchführen lassen möchten.

Einige Kinderärzte bieten auch eine Impfsprechstunde an, in der ausreichend Zeit für Ihre Fragen und Bedenken ist. Wie bei allen Entscheidungen, die Sie und Ihr Kind betreffen, ist es wichtig, dass Sie gut informiert zu einer für Sie passenden Entscheidung kommen können.

Literatur

Nolte, Stephan Heinrich: Maßvoll impfen, Kösel 2016

Kariesprophylaxe

Lassen Sie kariöse Stellen in Ihrem Gebiss bereits vor der Geburt behandeln. Die Karieserreger geben Sie nämlich mit dem Speichel an Ihr Baby weiter, zum Beispiel, wenn Sie es küssen. Natürlich gibt es auch bei der Ernährung viel zu beachten, und unbedingt sollten Sie ein Dauernuckeln am Fläschchen vermeiden. Zur Kariesprophylaxe empfiehlt die Deutsche Gesellschaft für Zahn-, Mund- und Kieferheilkunde (DGZMK) die lokale Anwendung einer kleinen Menge fluoridhaltiger Kinderzahncreme ab dem Durchbruch des ersten Milchzahnes. Hingegen empfehlen die Fachgesellschaft für Kinder- und Jugendmedizin (DGKJ), die Deutsche Gesellschaft für Ernährung (DGE) und das Forschungsinstitut für Kinderernährung (FKE) eine »innere Anwendung« in Form von Fluoridtabletten (0,25 Milligramm am Tag).

Insgesamt empfehlen *wir* Ihnen, sich bei dieser zumindest in der Ausführung nicht ganz unumstrittenen Vorsorgemaßnahme von Ihrem Kinderarzt beraten zu lassen.

Neugeborenenscreening

Bei dieser Untersuchung wird das Blut Ihres Kindes auf bestimmte Hormonstörungen und Stoffwechselerkrankungen untersucht. Frühzeitig erkannt können diese Erkrankungen behandelt und Folgeschäden vermieden werden. Dafür entnimmt der Arzt oder die Hebamme zwischen der 36. und 72. Lebensstunde etwas Blut aus einer Vene oder aus der Ferse Ihres Babys und tropft es auf eine Testkarte, die dann ins Labor geschickt wird. In der Regel bekommen Sie nur eine Benachrichtigung, wenn auffällige Ergebnisse vorliegen.

Vitamin-K-Prophylaxe

Vitamin K ist ein fettlösliches Vitamin, das für die Blutgerinnung notwendig ist. Neugeborene kommen nur mit geringen Vorräten davon zur Welt. Durch Vitamin-K-Mangel kann es zu Hirn-, Darm- und Hautblutungen kommen. Um diesem Risiko entgegenzuwirken, empfiehlt die Fachgesellschaft für Kinder- und Jugendmedizin (DGKJ), jeweils zwei Milligramm Vitamin K bei den Vorsorgeuntersuchungen U1, U2 und U3 als Tropfen in den Mund des Babys zu träufeln. Vitamin K hat einen recht intensiven Eigengeschmack. Nach der Geburt ist es daher ratsam, dass Sie Ihr Baby möglichst vor der Vitamin-K-Gabe das erste Mal zum Stillen anlegen.

Vitamin-D-Prophylaxe

Vitamin D reguliert den Kalzium- und Phosphatstoffwechsel, der eine wichtige Rolle bei der Härtung der Knochen spielt. Vitamin D kann über die Nahrung zugeführt werden, oder der Körper kann es in der Haut mithilfe von Sonnenbestrahlung selbst bilden. Meist liefert die Säuglingsnahrung (auch die Muttermilch) nicht genug Vitamin D, und auch die Versorgung über das Sonnenlicht ist – vor allem in den Wintermonaten – unzureichend. Die Fachgesellschaft für Kinder- und Jugendmedizin (DGKJ), die Deutsche Gesellschaft für Ernährung (DGE) und das Forschungsinstitut für Kinderernährung (FKE) empfehlen deshalb ab dem fünften bis zehnten Lebenstag eine Gabe von 400 bis 500 Internationalen Einheiten (zehn bis zwölf Mikrogramm) Vitamin D pro Tag, um einer Erweichung der Knochen (Rachitis) vorzubeugen.

Wie lange Babys zusätzlich Vitamin D benötigen, richtet sich nach ihrem Geburtszeitpunkt, da das Vitamin bis zum zweiten erlebten Sommer des Kindes zugeführt werden soll. Winterkinder sollten das Vitamin für eineinhalb Jahre bekommen, Sommerkinder nur ein Jahr. Vitamin D gibt es in Tropfen- oder Tablettenform.

Wickeln

Die Zeit auf dem Wickeltisch ist mehr als reine Körperpflege. Sie ist immer eine gute Gelegenheit zum Körperkontakt: durch Babymassagehandgriffe, durch »Spiele« (zum Beispiel vorsichtiges Radfahren mit den Beinchen) oder auch zur »Unterhaltung« mit Ihrem Kind.

Wie wickeln?

Etwas Wichtiges vorab: Ihr Baby darf niemals allein auf dem Wickeltisch liegen. Am besten haben Sie immer eine Hand am Kind. Selbst ein Neugeborenes kann sich durch unwillkürliche Bewegungen einmal in eine Position bringen, in der es vom Tisch fällt. Wenn kleine Geschwister im Haus sind, ist es manchmal sinnvoller, einen Wickelplatz auf dem Boden einzurichten, weil Sie eventuell kurzfristig zu Ihrem anderen Kind laufen müssen. Sorgen Sie zunächst für einen angenehm warmen Wickelplatz, denn gerade kleine Babys kühlen schnell aus, und die Kälte fühlt sich für sie sehr unbehaglich an. Bei wohligen Temperaturen können Sie auch die empfohlenen Luftbäder entspannter umsetzen. Stellen Sie alles Nötige bereit:

- ☑ Waschläppchen und warmes Wasser; alternativ: Feuchttücher
- ☑ Kosmetiktücher
- ☑ Mandelöl
- ☑ bei Bedarf Wundschutzcreme
- ☑ Windeln
- ☑ Entsorgungsmöglichkeit für gebrauchte Windeln
- ☑ Babykleidung zum Wechseln

KOMMUNIKATION AM WICKELPLATZ

Wenn Sie sich etwas über den Wickeltisch beugen, befindet sich Ihr Gesicht in einem nahezu perfekten Abstand zu Ihrem Baby. Über eine Distanz von etwa 20 Zentimetern kann es Sie nämlich gerade am besten scharf sehen und genau studieren.

Wundern Sie sich nicht über Ihre veränderte Tonhöhe oder eigenartige Dinge, die Sie sich plötzlich sagen hören. Unwillkürlich neigen wir Menschen dazu, die sogenannte »Ammensprache« (auch: »Elterisch«) gegenüber Babys zu gebrauchen: Die Stimmlage verschiebt sich nach oben, Worte werden anders betont, Silben wiederholt oder lang gezogen – das ist gewissermaßen in Ihnen vorinstalliert, Sie werden nicht wahnsinnig, keine Angst. Die Idee der Natur dahinter ist, dass Sie Ihrem Kind freundlich und sanft begegnen und dass es obendrein erste, zur Kommunikation notwendige Laute besser verinnerlichen kann. Sie müssen Ihr Kind allerdings nicht so ansprechen (wenn Sie sich anfangs überhaupt zurückhalten können). Im Gegenteil, es hat sich mittlerweile erwiesen, dass eine »normale« Kommunikation mit dem Kind das Sprachvermögen am besten fördert. Aber das nur am Rande.

Führen Sie jeden Wickelschritt in Ruhe aus und kündigen Sie Ihrem Kind vorher an, was Sie tun.

Entfernen Sie die benutzte Windel und reinigen Sie den Windelbereich mit dem nassen oder ölgetränkten Läppchen. Ziehen Sie Ihr Baby beim Wickeln bitte nicht an den Beinen oder Füßen hoch, sondern umgreifen Sie mit Ihrer rechten Hand das rechte Bein (von Ihnen aus gesehen das linke!) des Babys. Sein linkes Bein ruht nun auf Ihrem rechten Unterarm. So können Sie das Gesäß leicht anheben und säubern, ohne die Fuß- und Kniegelenke sowie die Hüfte des Kindes unphysiologisch zu belasten.

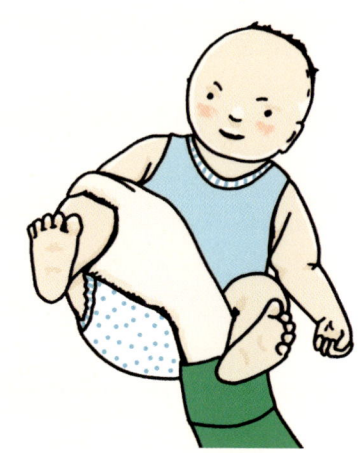

Achten Sie bei Mädchen immer darauf, dass Sie vom Schamhügel Richtung After wischen. Zwischen den Labien (Schamlippen) ist eine Reinigung nur erforderlich, wenn Stuhlgang dazwischen geraten ist, am einfachsten mit einem ölgetränkten Wattepad oder beim Baden. Bei Jungen ist wichtig, dass Sie die Vorhaut nicht zurückschieben, da diese in den ersten Jahren noch mit der Eichel verklebt ist. Nach der Benutzung des Waschlappens oder des Feuchttuches sollten Sie den Windelbereich wieder trocken tupfen oder die gewaschenen Stellen an der Luft trocknen lassen. Eine längere Nacktstrampelphase ist gut für die Haut und die motorische Entwicklung. Klar, manchmal muss es einfach schnell gehen. Denken Sie dann nur daran, beim nächsten Mal wieder mit Ruhe und Achtsamkeit zu wickeln. Eine Wundschutzcreme müssen Sie bei gesunder Babyhaut nicht prophylaktisch nach jeder Reinigung auftragen. Auch der in früheren Zeiten beliebte Babypuder wird nicht mehr empfohlen, er ist schlicht unnötig. Bei talkumhaltigen Produkten besteht darüber hinaus die Gefahr, dass das Kind den Puder versehentlich einatmet, was laut Bundesinstitut für Risikobewertung zu schweren Beeinträchtigungen der Atmung führen kann.

Wenn Sie einem Neugeborenen die frische Windel anlegen, klappen Sie sie so um, dass der Nabelschnurrest (siehe Seite 86) außerhalb der Windel liegt. Beim Jungen sollte der Penis nach unten zeigen, damit der Urin in der Windel landet. Machen Sie die Windel so fest, dass Sie einen Finger noch gut zwischen Bauch und Bündchen stecken können.

> **BITTE NICHT MIT DEM FÖHN!**
>
> Vom Trocknen der Babyhaut mit einem Föhn raten wir ab. Ein Urinstrahl Ihres Babys kann dabei unverhofft auf das glühende Innere des Föhns treffen und eine Explosion auslösen. Zudem sind Stromschläge möglich, die sogar zum Herzstillstand führen können.
> Selbst bei Mädchen lässt sich der Urinstrahl nicht sicher einschätzen und kontrollieren, sodass ohnehin maximal das Föhnen in Bauchlage in Frage käme. Doch auch hier besteht die Gefahr, mit dem Föhn zu dicht an die doch sehr empfindliche Babyhaut zu geraten. Hinzu kommt, dass vor allem alte Geräte oft fiese Staub- und Bakterienschleudern sind – die Keime nisten einfach im Inneren des Föhns und werden dann durch das Gebläse verteilt. Bei intakter Haut sicher zu verschmerzen, aber für einen wunden und offenen Po ist das nicht gerade heilungsfördernd.

Stoffwindeln

Stoffwindeln haben heutzutage nur noch wenig mit den Mulltüchern zu tun, die unseren Großeltern den Wickelalltag erschwerten, weil sie ständig ausgekocht werden mussten. Vom Material und von der Passform her ist der Umgang mit den heutigen Wickelsystemen nicht schwieriger als mit einer Wegwerfwindel.

Es gibt natürlich auch weiterhin die klassischen und recht preiswerten Bindewindelvarianten, bestehend aus Strickbindewindel, Einlage und (Woll-)Überhose. Doch die meisten Eltern verwenden modernere Windelsysteme. Die sogenannten All-in-one-Windeln sind dabei den Wegwerfwindeln in der Handhabung am ähnlichsten. Mittlerweile gibt es so viele verschiedene Modelle, dass es den Rahmen sprengen würde, sie hier alle aufzuzählen. Weitere Informationen dazu bekommen Sie bei einer Stoffwindelberaterin oder auch im Internet (zum Beispiel unter *www.windelmanufaktur.com*).

Stoffwindeln sind maschinenwaschbar und daher auf die ganze Wickelzeit gesehen kostengünstiger, nachhaltiger und hautfreundlicher als Wegwerfwindeln. Sie lassen sich durch

Druckknöpfe und Klettverschlüsse einstellen, sodass sie mit dem Kind »mitwachsen«. Ein biologisch abbaubares Windelvlies können Sie zusammen mit dem Stuhlgang unkompliziert in der Toilette entsorgen.

Wenn Sie bei der Windelwahl noch unsicher sind, können Sie auch erst einmal Stoff- und Wegwerfwindeln parallel verwenden, bevor Sie in ein komplettes Windelsystem mit 20 bis 25 Stoffwindeln investieren. In manchen Städten gibt es auch sogenannte Windeldienste, die das Waschen für Sie übernehmen.

Wegwerfwindeln

Wegwerf- oder Einwegwindeln haben eine Außenhülle aus Polyethylen und einen Saugkörper aus Zellstoff, der meist mit »Superabsorber« (einem Kunststoffgranulat) angereichert ist. Dieses kann große Flüssigkeitsmengen einlagern, ein Vielfaches des Eigengewichts. Viele Einwegwindeln enthalten zusätzlich Pflegestoffe, die ein Wundwerden verhindern sollen. Es gibt auch Öko-Wegwerfwindeln, die zumindest zum Teil biologisch abbaubar sind. Einmalwindeln sind recht dünn, haben eine gute Passform und schränken die Bewegungsfreiheit kaum ein. Es gibt sie in verschiedenen Größen, auch ganz kleine für zu früh geborene Kinder. Verwenden Sie immer die Windelgröße, die aktuell zum Kind passt. Die Größe richtet sich nach dem Gewicht des Babys und ist auf der Packung in Kilogramm angegeben. Eine Wegwerfwindel ist wesentlich weniger atmungsaktiv als die Stoffvariante. Außerdem vertragen manche Babys das Material der Oberfläche nicht und werden davon wund. Allerdings sind diese Windeln in der Anwendung und vor allem unterwegs sehr praktisch und halten das Baby verlässlich trocken, was gerade nachts für viele Eltern entlastend ist. Kritiker sagen wiederum, dass Babys und Kleinkinder genau dadurch kein Gefühl für Ihre Ausscheidungen entwickeln können und unter Umständen später trocken werden als beispielsweise in Stoffwindeln. Es gibt also Argumente für und gegen das Wickeln mit den Einmalwindeln, die Müllbilanz spricht aber eindeutig für die Gegenseite: Durchschnittlich verbraucht ein Kind in der Wickelzeit 6000 Wegwerfwindeln und produziert damit eine Tonne Müll. Wie Sie sich auch entscheiden, denken Sie daran: Sie müssen sich nicht schon mit der Geburt Ihres Kindes auf einen Wickelweg festlegen, sondern können zu jedem Zeitpunkt Alternativen ausprobieren. Viele Eltern kombinieren gerade in der ersten Babyzeit Wegwerfwindeln und Stoffwindeln.

Waschläppchen

Es gibt kleine Lappen aus Molton, Mull, Frottee und anderen Materialien in allen Größen, Formen und Farben zu kaufen. Mit ein wenig Nähtalent können Sie auch ein großes Moltontuch in das für Sie passende Format schneiden und die Kanten umketteln. Werdende Omas setzen sich auch oft gerne für das Enkelkind an die Nähmaschine.

Es ist sinnvoll, die benutzen Läppchen in einem kleinen Wäschenetz oder -säckchen zu sammeln, das Sie dann komplett in die Waschmaschine geben. Wahlweise können Sie auch Einmalwaschlappen oder große Wattepads zum Reinigen des Windelbereiches benutzen – das ist allerdings die weniger nachhaltige Lösung.

Feuchttücher

Unterwegs sind Feuchttücher sehr praktisch, doch sie enthalten allerlei chemische Stoffe, die an die Babyhaut gelangen und nicht immer gut vertragen werden. Wenn Sie sich Babyfeuchttücher kaufen, sollten diese möglichst wenig chemische Zusätze wie Konservierungsmittel oder Duftstoffe enthalten.

FEUCHTTÜCHER SELBSTGEMACHT

Eine zweckmäßige Alternative ist es, Feuchttücher selbst herzustellen. Das geht ganz einfach: Übergießen Sie zehn bis fünfzehn kleine Moltonläppchen mit 250 Millilitern abgekochtem Wasser, gemischt mit einem Teelöffel Kokosöl.

Die Tücher können Sie nun in einem kleinen Behälter (zum Beispiel einer Feuchttuchbox) oder einer Wetbag (aus dem Outdoor- oder Stoffwindelshop) mitnehmen. Wenn Sie einige Lappen wie reguläre Feuchttücher ineinanderfalten und zu Hause in einer Box aufbewahren, haben Sie für alle Fälle einen Vorrat. Alternativ können Sie eine Sprayflasche mit dem Wasser-Kokosöl-Gemisch füllen und bei Bedarf auf ein Läppchen sprühen.

Wann und wie oft wickeln?

Sie sollten die Windel sofort wechseln, wenn sie nass oder schmutzig ist. Der Stuhlgang reizt die Haut recht schnell, aber der Urin kann die Haut auch aufweichen und angreifen. Urin wird von Wegwerfwindeln recht umfassend absorbiert, sodass hier kein intensiver Dauerkontakt mit der Feuchtigkeit besteht. Das kann für eine nächtliche Pause angenehm sein. Trotzdem sollten Wegwerfwindeln nicht bis zu ihrer Höchstgrenze ausgereizt werden. Das Wickeln dient auch dazu, immer wieder Luft an den Babypo zu lassen und ihn aus dem meist recht warmen Windelklima zu »befreien«. Wenn Sie Stoffwindeln verwenden, müssen Sie je nach Windelsystem etwas häufiger wickeln. Oft reicht es aber, wenn Sie nur die innere Einlage erneuern. Das ist vor allem in den ersten Wochen praktisch, wenn Ihr Baby recht oft am Tag kleine Stuhlmengen ausscheidet. Sie müssen dann nicht jedes Mal eine komplett neue Windel verwenden und (wie bei Einwegwindeln) etliche nur kurz benutzte Windeln wegwerfen.

Babys füllen anfangs ungefähr sechs- bis zehnmal in 24 Stunden die Windel, sodass Sie tagsüber in etwa alle drei Stunden wickeln werden. Bei gereizter oder wunder Haut ist das Wickeln auch nachts häufiger erforderlich. Gerade der Stillstuhl riecht eher unaufdringlich – verlassen Sie sich also nicht auf Ihre Nase, sondern sehen Sie tatsächlich nach, ob sich etwas in der Windel befindet.

Wundwerden und Windeldermatitis vorbeugen

Regelmäßiges Windelwechseln ist eine ganz wichtige Maßnahme, um einen wunden Po zu vermeiden. Lassen Sie zwischendurch immer genug Luft an den Windelpo! Das heißt, dass Sie Ihrem Kind bei jedem Wickeln noch etwas Zeit ganz ohne Windel geben. Babys genießen so ein Luftbad und ihr Körpergefühl beim Nacktstrampeln. Oft lassen sie dann noch einmal Stuhl oder Urin. Halten Sie also etwas zum Trockenwischen bereit.

Bei angenehmer Zimmerwärme und ohne Zugluft kann Ihr Baby ruhig ein längeres Luftbad auf der Krabbeldecke nehmen. Ziehen Sie dem Kind Babystulpen und Söckchen an, und legen Sie es auf ein Handtuch oder eine andere saugfähige Unterlage, die Sie einfach wechseln können, wenn sie nass wird.

Wenn die Haut einmal gereizt ist, sollten Sie keine gekauften Feuchttücher verwenden. Manchmal hilft es hier schon, auf eine andere Windelsorte oder auf Stoffwindeln umzustellen. Etwas Heilwolle in der Windel bewirkt eine bessere Belüftung und kann so ebenfalls zur Gesundung beitragen. (Weitere Tipps auf Seite 80).

Windelfrei

Viele Eltern registrieren schon in den ersten Tagen oder Wochen, dass ihr Baby sich bemerkbar macht, bevor es Urin oder Stuhl absetzt. Die Anzeichen dafür können eine gewisse Unruhe, ein zartes Grunzen, plötzliches Abdocken beim Stillen oder andere feine Signale sein. Zudem gibt es Standardsituationen, in denen alle Kinder »mal müssen«, zum Beispiel nach dem Aufwachen. Solche Erkenntnisse nutzt das »Windelfrei«-Prinzip, bei dem das Baby in den entscheidenden Momenten einfach über ein kleines Gefäß (zum Beispiel einen »Asia-Topf«), das Waschbecken oder die Toilette gehalten wird. Für den Windelbereich ist dies die hautfreundlichste Variante, weil er mit dem Stuhl oder Urin gar nicht weiter in Kontakt kommt. Ein großer Teil der Kinder auf unserem Planeten wächst so auf, einfach auch deswegen, weil gar keine Windeln für sie verfügbar sind. Da die »Windelfrei«-Methode viel mit der Kommunikation mit dem eigenen Kind zu tun hat, wird sie im Englischen auch »elimination communication« (Ausscheidungskommunikation) genannt. Der englische Begriff ist vielleicht treffender: Es geht nicht darum, dass das Kind nie Windeln trägt, sondern dass ihm andere Optionen zur Erleichterung angeboten werden, vor allem, wenn es sich in dieser Richtung bemerkbar macht. »Windelfrei«-Kinder tragen durchaus »Back-ups« wie eine Einlage, ein Trainerhöschen oder eben eine Windel, damit sie nicht jedes Mal komplett umgezogen werden müssen, wenn das kleine oder große Geschäft doch nicht im Töpfchen oder in der Toilette gelandet ist. Die Vorgehensweise lässt sich also in mehreren Varianten gestalten. Ob Sie Ihr Kind einmal am Tag oder jedes Mal abhalten, liegt ganz bei Ihnen. Probieren Sie es einfach aus, wenn sich die Methode für Sie passend oder interessant anhört – Sie werden überrascht sein, wie kompetent Ihr Baby schon ist. Kinder, die abgehalten werden, entwickeln ein gutes Körpergefühl für ihre Ausscheidungen, was später auch beim Trockenwerden hilft. Es handelt sich aber keinesfalls um ein Sauberkeitstraining mit dem Ziel, dass das Kind möglichst schnell trocken wird.

Literatur + Link
Bartig-Prang, Tatje: Pipi. Kacka, Trias 2015
Schmidt, Nicola: Artgerecht. Das andere Babybuch, Kösel 2015 und www.123-windelfrei.de.

ALLES RUND UM DIE FAMILIE

Nachdem wir Ihnen nun alles Wissenswerte rund um Ihr Baby berichtet haben, folgen jetzt nützliche Informationen zu den Inhalten, die primär Sie als Eltern betreffen.

Mehrlinge

Vielleicht sind Sie Eltern von Mehrlingen und verbringen Ihr Wochenbett mit mehr als einem Baby? Bei mehr als 95 Prozent der Mehrlingsgeburten handelt es sich übrigens um Zwillinge.

Nachdem wir Ihnen geschildert haben, dass die erste Zeit mit einem Baby wundervoll, aber durchaus anstrengend ist, fragen Sie sich nun vielleicht, wie Sie das bitte schön alles mit zwei oder mehr Kindern schaffen sollen. Keine Sorge – das werden Sie. Und auch Sie werden Ihr Wochenbett mit Ihren Babys genießen können. Allerdings müssen Sie alles noch ein bisschen besser vorbereiten und genügend Unterstützung nach der Geburt organisieren (siehe Seite 9). Mehrlingseltern lernen schnell, Prioritäten zu setzen und entwickeln einen gesunden Mut zur Lücke. Je mehr Sie als Eltern gefordert sind, umso mehr müssen Sie aber auch für sich selbst sorgen. Und kleine Auszeiten noch besser planen, weil diese sich in Ihrem Alltag selten von selbst ergeben werden.

Da sich Mehrlinge schon aus der gemeinsamen Zeit im Bauch intensiv kennen, lassen sie sich oft einfacher ablegen, wenn sie beieinanderliegen und ihr Geschwisterchen spüren. Sorgen Sie also für einen Schlafplatz, an dem Ihre Kinder zusammen sein können. Auch auf der Kinderintensivstation wird bei der Versorgung von zu früh geborenen Zwillingen möglichst versucht, die Kinder gemeinsam in einem Inkubator oder Wärmebettchen zu versorgen.

Die Wahrscheinlichkeit für eine Frühgeburt vor der 38. Schwangerschaftswoche ist bei Zwillingen erhöht, sodass Sie die erste Wochenbettzeit möglicherweise in der Kinderklinik verbringen werden (siehe dazu Seite 130).

Diese Zeit ist sehr kräftezehrend. Für Sie ist es dann umso wichtiger, das Wochenbett nach der Entlassung »nachzuholen« und mit den Kindern in Ruhe zu Hause anzukommen. Denken Sie auch deshalb daran, Ihre Vorbereitungen für die Zeit nach der Geburt schon etwas früher zu treffen.

Alltagsbewältigung mit mehreren Babys

Phasenweise wird Ihnen vielleicht alles über den Kopf wachsen, aber genau so geht es auch Einlingseltern immer wieder. Mehrlinge zu haben ist etwas Besonderes – Sie werden besonders viele schöne und einzigartige Momente erleben, wenn Ihre Kinder so eng miteinander aufwachsen. Freuen Sie sich darauf. Und richten Sie sich einen gut durchdachten Alltag ein. Sie brauchen zum Beispiel einen Wickelplatz, an dem die Kinder sicher liegen und Sie alles gut erreichen können (am besten am Boden). Das Baden funktioniert am besten mit einer kleinen Wanne auf dem Badezimmerboden und einer Krabbeldecke für das andere Kind daneben. Wenn Sie das Gefühl haben, dass Sie den Überblick verlieren, schreiben Sie sich alles Wichtige auf (verabreichte Medikamente, Termine, Besorgungen). Eineiige Zwillinge sehen sich wegen ihrer baugleichen Gene so ähnlich, dass Sie anfangs vielleicht Mühe haben werden, sie zu unterscheiden. Bis Sie die individuellen Eigenheiten ihrer Babys kennen, können Sie auch ruhig die Namensbändchen aus der Klinik an den Handgelenken belassen. Sorgen Sie immer für einen gefüllten Kühlschrank, um bei Kräften und bei Laune zu bleiben. Stellen Sie an all Ihren Stillplätzen eine Flasche Wasser bereit. Es gibt Techniken, mit denen Sie zwei Babys gleichzeitig tragen können. Lassen Sie sich diese von einer Trageberaterin zeigen. Oft ist es für Mehrlingseltern einfacher, eine Komforttrage oder einen Sling statt eines Tuchs zu verwenden, weil diese sich schneller an- und ablegen lassen.

Was auch immer Ihren Alltag erleichtert – nehmen Sie es an. Sie sollten keine Scheu haben, andere Menschen aktiv um Hilfe zu bitten. Nutzen Sie gerade in der ersten Zeit die anfängliche Euphorie von Familie und Freunden. Wobei können sie Ihnen ganz konkret helfen – beim Versorgen Ihrer Babys, beim Einkaufen oder Kochen?

Sehen Sie sich nach einer Zwillingsgruppe in Ihrer Nähe um. Der Austausch mit anderen Mehrlingseltern wird Ihnen bestätigen, dass es allen mehr oder minder genauso geht wie Ihnen.

Die Mutterschutzfrist nach einer Mehrlingsgeburt beträgt zwölf statt acht Wochen. Planen Sie auch Ihre Elternzeit gut vor, weil gerade im ersten halben Jahr eine ständige Unterstützung den Babyalltag ungemein erleichtert.

Literatur

Lersch, Petra / Haugwitz, Dorothee von: Zwillinge?!, Trias 2015
Wittmair, Susanne: Zwillinge stillen, Gratkowski 2011

Geschwisterkinder

Wenn Sie schon ein Kind bekommen haben, wird Ihnen vieles vertraut vorkommen, was Sie mit Ihrem neuen Baby erleben. Dennoch ist dieses Wochenbett ganz anders als das erste. Es ist getragen von der Sicherheit zweier Menschen, die sich mittlerweile so kompetent in ihrer Elternrolle fühlen, dass sie offen für die Herausforderung waren, ein weiteres Kind ins Leben zu begleiten. Auch wenn es erst einmal wieder ein aufregendes Gefühl ist, so ein winzig kleines Menschlein im Arm zu halten, verwandelt sich das schnell in gelassene Kompetenz.

Im zweiten Wochenbett fragen Sie sich nicht mehr ständig, ob das, was Sie tun, gut und richtig für Ihr Kind ist. Auch die körperlichen Veränderungen bei der Wöchnerin sind nicht neu. Und für den Umgang mit Besuch im Wochenbett haben Sie diesmal vielleicht schon eine Lösung gefunden. Während Verwandte und Freunde allerdings beim ersten Kind noch bereitwillig fragen, ob sie etwas zur Unterstützung tun können, gehen sie beim zweiten Kind oft davon aus, dass Sie schon ganz gut allein zurechtkommen werden. Schließlich kennen Sie sich ja aus (denken die anderen). Holen Sie sich also Hilfe, wenn sie nicht von selbst angeboten wird. Das fällt Ihnen bestimmt leichter als beim ersten Mal. Klingt so, als ob Sie das Wochenbett diesmal einfach nur genießen könnten … Doch es wird ein neuer kleiner Mensch in Ihre Familie hineingeboren, und er (oder sie) stellt jetzt das bestehende Gefüge auf den Kopf. Die wahrscheinlich größte Herausforderung liegt nun für alle Familienmitglieder darin, für jeden die Rolle zu finden, in der er bzw. sie sich wohlfühlt. Dafür bräuchte man gemeinsame Zeit, aber auch Zeit für den Einzelnen. Leider ist Zeit genau das, was mit jedem weiteren Kind knapper wird. Gleichzeitig steigt für viele Väter der Druck, die zukünftig höheren Lebenshaltungskosten zu bestreiten. Dieser »Versorgerrolle« können sie sich oft nur schwer entziehen. Und dann gibt es da auch noch das oder die Geschwisterkinder, deren bisherige Welt erst einmal kopfsteht.

Erstgeborene vorbereiten

Für ein Geschwisterkind birgt »sein erstes Wochenbett« ungeahnte Herausforderungen. Sicherlich haben Sie ab einem bestimmten Moment in der Schwangerschaft schon angefangen, mit Ihrem »Großen« darüber zu reden, dass sich Ihre Familie vergrößern wird. Das ist sehr wichtig, denn durch wiederholte Gespräche, in denen Sie erzählen, wie die Anfangszeit mit dem neuen Familienmitglied aussehen könnte, helfen Sie Ihrem Kind, sich gedanklich langsam auf die neue Situation einzulassen. Unterstützen Sie diese Gespräche, indem Sie zum Beispiel geeignete Bücher zum Thema vorlesen (siehe Literaturtipps auf Seite 129) oder sich gemeinsam Fotobücher aus der Säuglingszeit des älteren Kindes ansehen. Nehmen Sie sich Zeit, alle Fragen zu beantworten. Berichten Sie darüber, wie das erste Wochenbett damals vonstatten ging. Klären Sie Ihr Kind auch darüber auf, was passieren wird, wenn die Geburt sich ankündigt – was Sie für eine Betreuungssituation organisiert haben, wohin Sie dann gehen, wann sich alle wiedersehen. Natürlich können Sie nicht weissagen, aber zumindest etwas in Aussicht stellen wie: »Und dann kommst Du, sobald es geht, in die Klinik / in das Geburtszimmer«, je nach Ihrem angedachten Geburtsort. Vielleicht wird Ihr Erstgeborenes bei einer Hausgeburt auch dabei sein, beziehungsweise sich in unmittelbarer Nähe befinden. Organisieren Sie dann eine liebevolle Person, die nur für Ihr Kind da ist. Sorgen Sie dafür, dass der Geburtstag des Geschwisterchens ein schöner Tag für alle wird, an dem sich Ihr großes Kind sicher und geborgen fühlt.

Eifersucht auf das Geschwisterchen

Eines steht jedoch fest: So sehr sich Ihr erstgeborenes Kind auch auf das neue Baby freut, so wenig kann es jedoch abschätzen, wie es sich wirklich anfühlt, auf einmal den bisher unangefochtenen Platz auf dem elterlichen Schoß teilen zu müssen. Auf einmal nicht mehr das niedliche Nesthäkchen zu sein. Auf einmal mit ansehen zu müssen, wie Mama ein anderes kleines Wesen an sich kuschelt. Auf einmal »bitte ganz kurz warten« zu müssen, weil es gerade nicht anders geht. In der Psychologie gibt es dafür den bildlich leicht nachvollziehbaren Begriff der »Entthronung«.

Eifersucht auf das Geschwisterchen ist ein großes Thema, dass sich nicht ohne Weiteres schnell abhandeln lässt. Und natürlich reagiert jedes Kind anders, mit Aggression oder auch mit Rückzug. Daher ist es schwierig, Tipps zu geben, wie Sie diesem Gefühl und seinen Auswüchsen begegnen sollten. Grundsätzlich gilt aber: Nehmen Sie das Verhalten Ihres älteren Kindes ernst. Auch wenn es noch sehr klein ist und nicht in der Lage, seinem Empfinden verbal Ausdruck zu verleihen. Vielleicht führt es Übersprunghandlungen aus, die Sie anfangs gar nicht als Reaktion auf die »Entthronung« deuten, sondern eher als Provokation oder weil die Autonomiephase gerade zum Alter passt. Wie auch immer: Das

Kind will Ihnen etwas vermitteln. Nämlich, dass es weiterhin wahrgenommen und wertgeschätzt werden möchte. Dass es Angst hat, Ihre bedingungslose Liebe zu verlieren. Nehmen Sie sich, so gut es eben geht, »exklusiv« Zeit für Ihr Erstgeborenes – organisieren Sie notfalls Freiräume mithilfe von Freunden oder Verwandten. Hören Sie darauf, was es Ihnen mitteilt. Gehen Sie damit um. Versuchen Sie, eventuelle Gefühlsausbrüche zu begleiten: »Ich merke, dass Du wütend darüber bist, dass ich mich gerade so sehr um das Baby kümmere. Ich verstehe das sehr gut. Es ist eine besondere Zeit. Für uns alle ist gerade alles neu, und wir müssen unseren gemeinsamen Weg erst finden. Aber ich habe Dich immer noch genauso lieb, weißt Du? Und ich bin immer für Dich da!«

Beteiligen Sie das ältere Kind am Umgang mit dem Baby, übertragen Sie (sanft und altersgerecht!) ein bisschen Verantwortung. Bieten Sie dem Erstgeborenen an, Ihnen beim Windelwechseln, beim Schlafsackanziehen, beim »Im-Schlaf-Bewachen« zu helfen. Erklären Sie immer, was gerade passiert, was Sie gerade tun, und bitten Sie im Zweifelsfall um etwas Geduld oder Verständnis – auch wenn das Kind noch nicht in der Lage ist, der Bitte nachzukommen, fühlt es, dass Sie es als vollwertiges Familienmitglied wahrnehmen und einbinden. Schicken Sie es auf keinen Fall weg. Sonst wird es sich zurückgesetzt fühlen. Achten Sie vielmehr unbedingt darauf, möglichst viel Alltag mit Ihrem großen Kind zu teilen. Oft ist es für Geschwisterkinder beruhigender und die Verlustängste beseitigender, die »normalen« Aktivitäten zu begleiten, als plötzlich lauter besondere Unternehmungen präsentiert zu bekommen. Eine zeitnahe Rückkehr in den Kindergarten oder zur jeweiligen Tagesbetreuung kann durchaus sinnvoll sein – vorausgesetzt, Ihr Kind fühlt sich dort liebevoll betreut und eingebunden. In der Betreuung ist dann alles »wie immer«, die Bezugspersonen haben genauso viel Zeit, kuscheln und spielen und trösten genauso viel wie sonst auch. Vielleicht schaffen Sie es, einen sanften Übergang zu schaffen? Die ersten ein, zwei Tage zu Hause, dann ein paar Tage als »Mittagskind«, zwischendurch ein Tag Pause, dann langsam wieder der reguläre Betreuungszeitplan? Finden Sie eine Lösung, die ganz individuell zu Ihrer Familie passt.

Zu Hause können Sie Ihrem Kind etwas Besonderes anbieten, während Sie sich um das Baby kümmern. Vielleicht gibt es einen Gegenstand, mit dem es eigentlich gerne spielen würde, aber bisher nicht durfte: ein altes Portemonnaie voller Visitenkarten? Die Schachtel mit den Knöpfen? Oder Sie schaffen feierlich ein neues, sehnlich gewünschtes Spielzeug an? Das kann die erste Lego-Ausstattung sein, Bücher, ein interaktives Lernspiel – auf jeden Fall etwas

Hochwertiges, womit man sich über längere Zeit gut beschäftigen kann. Manche Eltern führen auch eine sogenannte Stillkiste ein, in der sich begehrte Dinge befinden, die eben nur während der Stillzeiten hervorgeholt werden. Bei Ihrem Erstgeborenen sollte allerdings keinesfalls der Eindruck entstehen, dass die Kiste jeglichen Kontakt zur Mutter ersetzt. Vorlesen funktioniert zum Beispiel auch beim Stillen recht gut.

Und noch ein Hinweis: Eine junge Familie teilt sich schnell in Mama und Baby sowie Papa und Geschwisterkind auf. Tauschen Sie immer wieder ganz bewusst die Rollen, wenn sich das einschleichen sollte. Die ruhigeren Aktivitäten übernimmt dann die Wöchnerin, und der Vater sorgt dafür, dass sich ausgetobt werden kann. Wenn die Situation zu Hause gerade stressig ist, hilft Rausgehen meist immer gut und verlässlich. Gerade kleinere Kinder brauchen Gelegenheiten, ihre Emotionen auch auf körperlicher Ebene ausleben zu können.

Sorgen Sie für sich!

Während man beim ersten Kind oft zu dritt im Bett lag und gemeinsam in aller Ruhe das kleine Wunder bestaunte, liegt die Mutter beim zweiten Kind oft allein mit diesem da und denkt ein bisschen wehmütig an damals. Darum sind exklusive Mama-Papa-Baby-Momente genauso wichtig wie Kuschelphasen im Bett zu viert. Ebenso wichtig ist es, dass Sie Zeit für sich allein finden. Das Baby gerade am Anfang wunderbar einfach bei Papa im Tragetuch schlafen, während er sich mit dem größeren Kind beschäftigt. Oder die Mutter liest dem großen Kind etwas vor, während das Baby neben ihr im Bett schläft. Denn auch Väter müssen im Wochenbettchaos ab und zu einmal durchatmen.

Das Elternsein wird mit jedem Kind einfacher, wenn man sich traut, die eigenen Ansprüche etwas herunterzuschrauben. Liebe für viele Kinder ist immer genug da, aber manchmal nicht auch noch Kraft für selbst gebastelte Oster- oder Weihnachtsdeko oder einen aufwendig gebackenen Kuchen. Eine entspannende Badewanne für Mama und eine Tiefkühltorte für den Besuch tun es dann auch. Bleiben Sie möglichst gelassen. Mit jedem weiteren Kind wird ein bisschen mehr Chaos, aber auch mehr Glück in Ihr Haus einziehen. Und im Prioritätensetzen werden Sie jedes Mal ein bisschen besser.

Literatur
Lindgren, Astrid: Ich will auch Geschwister haben, Oetinger 1979
Weinhold, Angela: Wieso? Weshalb? warum? Unser Baby, Ravenburger 2007

Alles anders als erwartet

Nicht jeder Start ins Leben verläuft so wie vorher gedacht. Dass die Geburt ganz anders verlaufen kann, als Sie es sich wünschen und vorstellen, haben wir schon des Öfteren erwähnt. Daraus ergibt sich manchmal eine komplizierte erste Zeit mit dem Baby, die Sie vor besondere Herausforderungen stellt. Oder eben anfangs gar kein Wochenbett. Frühgeburten oder komplizierte Geburtsverläufe, die zu schweren Erkrankungen bei Mutter oder Kind führen, fordern eine schier unmenschliche Kraft und machen zunächst jegliche Form von Alltag unmöglich. Weder konnten Sie sich angemessen auf das vorbereiten, was Ihnen von einem Moment auf den anderen abverlangt wird, noch abschätzen, wie lange dieser Zustand anhält. Natürlich helfen da keine Wohlfühltipps und keine netten Ideen, wie Sie Ihre Besuchszeiten am besten organisieren. Wenn Ihr Kind mit einer Behinderung oder Fehlbildung auf die Welt kommt, sich den Weg ins Leben mehr als hart erkämpft, schon ganz zu Anfang über seine Grenzen hinaus belastet wird, dann wollen Sie nichts von »normalen« Geburts- und Wochenbettverläufen hören, das ist uns klar.

Ihr Leben wurde gerade ohne Ihre Zustimmung stark beschleunigt. Sie wurden bei voller Fahrt aus der Kurve geschleudert. Wenn Sie sich noch in der Klinik befinden oder längere Zeit dort bleiben mussten, werden Sie jedoch erlebt und gespürt haben, dass es Menschen gibt, die Ihnen helfen und beistehen möchten. Neben den Pflegern und Pflegerinnen, Hebammen, Ärzten und Ärztinnen, die ihren Beruf als Berufung sehen und ihr Möglichstes tun, um Ihnen und Ihrem Kind zu helfen (zum Glück gibt es davon viele, in jeder Klinik!), werden auch Freunde und Familienmitglieder mit Schultern zum Anlehnen, praktischen Hilfsangeboten und telefonischem Dauerdraht zur emotionalen Unterstützung bereitstehen. Auch wenn Sie im Moment nicht in der Lage sind, diese Angebote wahrzunehmen: Versuchen Sie – soweit es Ihnen möglich ist – deutlich zu signalisieren, was Ihnen guttut. Wie man Ihnen helfen kann. Was konkret zu erledigen ist. Nehmen Sie Hilfe an. Lassen Sie sich in der Klinik oder von einer Familienhebamme unterstützen und beraten.

Wenden Sie sich schnellstmöglich an Ihre Krankenkasse, obwohl Ihnen ein Thema wie Kostenerstattung wahrscheinlich gerade trivial und unbedeutend vorkommt. Darüber reden müssen Sie auf jeden Fall! Und in manchen Situationen helfen kleine organisatorische Alltagszeitfenster, den Überblick zu behalten, Ruhe zu bewahren. Was heißt denn »zu bewahren« – uns ist sehr wohl klar, dass es in Ihnen alles andere als ruhig aussieht. Aber dieser innere Sturm ist auch etwas, worauf Sie vertrauen können. Er setzt in Ihnen genau jene außergewöhnlichen Kräfte frei, die Sie jetzt brauchen, um durchzuhalten. Seien Sie, wenn Sie sich gerade überhaupt selbst spüren können, stolz auf sich und das, was Sie leisten.

Blicken Sie auf Ihrem Weg nicht auf den Berg, der vor Ihnen liegt. Schauen Sie stattdessen auf Ihre Füße, die Sie Schritt für Schritt weitertragen. Irgendwann werden Sie das Etappenziel erreicht haben, ab da wird es wieder leichter, die Beine zu heben. Darauf müssen Sie sich konzentrieren. Und, elementar wichtig: Lassen Sie Ihr Kind Ihre uneingeschränkte Liebe spüren. Damit helfen Sie ihm am meisten. Jede Berührung, jeder geflüsterte Zuspruch, jedes Handhalten an seinem Bettchen unterstützt sein tapferes Sich-in-die-Welt-Kämpfen genauso wie die Medikamente, die es bekommt, oder die Maschinen, die es bewachen.

Noch etwas ist gut zu wissen, vor allem in Fällen, in denen die Wöchnerin aufgrund von Komplikationen bei oder nach der Geburt bettlägerig ist, vielleicht sogar intensiv versorgt werden muss: Das Wochenbett kann nachgeholt werden! Für gemeinsames Ankommen und Bonding, für Kuscheln und Kennenlernen gibt es keine Frist, die Sie einhalten müssen. Bei Ihnen beginnt die Zeit der Wochenbetterfahrungen, die andere sofort nach der Geburt machen, eben vielleicht erst nach ein paar Wochen. Nachdem Sie zu Beginn eine belastende und stark fordernde Klinikroutine durchgestanden haben, wissen Sie schon sehr viel über Ihr Kind und seine körperlichen Bedürfnisse. Und sind im Umgang mit ihm schon viel geübter als andere »Anfänger«!

Literatur

Strobel, Kornelia: Frühgeborene brauchen Liebe, Kösel 1998
Roth, Sandra: Lotta Wundertüte. Unser Leben mit Bobbycar und Rollstuhl, Fischer 2013

Blogs + Internetadressen

www.dasganznormaleleben.de
www.kaiserinnenreich.de
www.familienratgeber.de
www.downsyndromberlin.de

Rückbildung und Beckenboden

> **LIEBE VÄTER,**
>
> dieses Kapitel bietet Anleitungen und Tipps, wie Ihre Frau ihren Beckenboden stärken kann. Wenn Sie sich nun fragen, was Sie in dieser Angelegenheit tun können, haben wir folgende Antworten für Sie:
> - ☑ Achten Sie mit darauf, dass Ihre Partnerin die Empfehlungen »befolgt«. Machen Sie sie darauf aufmerksam, wenn sie sich »falsch« aufrichtet, setzt oder hinstellt, wenn sie überhaupt zu viel steht oder sogar Schweres trägt.
> - ☑ Tragen Sie alle schweren Dinge, nehmen Sie Ihrer Frau möglichst viel ab.
> - ☑ Erinnern Sie sie daran, dass sie sich Zeit für ihre Übungen nehmen sollte.
> - ☑ Ermöglichen Sie ihr, falls das zeitlich für Sie organisierbar ist, den Rückbildungskurs ohne Baby zu besuchen.

Beckenbodenfreundlicher Alltag

Ein wichtiger Punkt vorweg: Gehen Sie regelmäßig auf die Toilette! Oft nehmen Wöchnerinnen die gefüllte Blase in den ersten Tagen nicht richtig wahr. Beim Wasserlassen sollten Sie möglichst aufrecht mit hüftbreit geöffneten Beinen sitzen, beim Stuhlgang bewährt sich ein leicht gerundeter Rücken. Lassen Sie hierbei einfach zu, dass die Beckenbodengrundspannung sich löst – pressen Sie nicht. Es ist wohl eine der größten Herausforderungen im Babyalltag, sich genug Zeit für den Toilettengang zu nehmen. Ihr Beckenboden wird es Ihnen aber danken.

Aus dem Liegen sollten Sie weiterhin immer über die Seite hochkommen, genau wie in den letzten Schwangerschaftsmonaten. Richtiges Stehen ist wichtig: Achten Sie darauf, dass Sie Ihre Füße dabei hüftbreit auseinanderstellen und das Gewicht gleichmäßig auf

Ferse, Großzehen- und Kleinzehengrundgelenk verteilen. Halten Sie Ihre Wirbelsäule in Längsspannung und richten Sie den Blick auf den Horizont. Kippen Sie das Becken nicht nach vorne, vermeiden Sie ein Hohlkreuz oder einen »durchgedrückten« Rücken.

Zum Aufstehen aus dem Sitzen sollten Sie an die Stuhlkante rutschen. Nun verlagern Sie den Oberkörper etwas nach vorn. Dann kommen Sie mit gespanntem Beckenboden und dem Schwung der Arme hoch, indem Sie sich mit den Füßen vom Boden abstoßen. Wenn Sie sich hinsetzen wollen, rücken Sie mit den Beinen zunächst nah an die Stuhlkante heran. Aktivieren Sie noch im Stand Ihren Beckenboden, halten Sie die Wirbelsäule in Längsspannung (kein Rundrücken!) und schieben Sie das Gesäß beim Hinsetzen weit nach hinten.

Unnötiges Gewicht auf dem Beckenboden sollten Sie möglichst vermeiden. Da das Baby natürlich auf Ihren Arm möchte und dort auch hingehört, gilt sein Gewicht als Belastungsgrenze. Beckenbodenfreundlicher ist es allerdings, wenn Sie das Baby körpernah im Tuch oder in einer Tragehilfe transportieren. Geschwisterkinder zeigen Sie am besten schon in der Schwangerschaft, wie sie allein auf Mamas Schoß klettern können, ohne dass Sie sie hochheben.

Beim Husten und Niesen sollten Sie möglichst keine runde oder nach vorn gebeugte Haltung einnehmen. Bleiben Sie lieber aufrecht, drehen Sie den Oberkörper etwas zur Seite und husten oder niesen Sie in die Armbeuge – das bekommt dem Beckenboden deutlich besser.

Erste Wahrnehmungsübungen für den Beckenboden, bei denen der Fokus auf Anspannen und Loslassen ohne größere Belastung liegt, sorgen dafür, dass sich nach ein paar Tagen wieder mehr Gefühl im Beckenboden einstellt. Wenn Sie den Bereich wieder bewusst anspannen können, sollten Sie ihn bei jeder Belastung (zum Beispiel beim Hochheben des Babys) aktivieren.

Zur zeitweiligen Entlastung des Beckenbodens eignen sich Umkehrpositionen wie die Rückenlage mit aufgestellten Beinen und erhöhtem Becken. Fangen Sie mit konkreten Rückbildungsübungen erst an, wenn sich im Wochenbett mit Ihrem Baby alles eingespielt hat und Sie keine Schmerzen mehr haben. Interessant ist übrigens, dass Mütter mit Beckenbodenproblemen es oft besser schaffen, sich im Wochenbett zu schonen – sogar, wenn sie mehrere Kinder haben …

Beckenbodenübungen

Lockern Sie Ihr Becken im Laufe des Tages immer wieder (zum Beispiel durch Beckenkreisen, »Bauchtanz«). Verschließen Sie Scheide, Harnröhre und After mit Ihrer Beckenbodenkraft, und ziehen Sie die Sitzbeinhöcker gleichzeitig nach innen und oben. Die Anspannung trainiert in Kombination mit einer Bewegung alle drei Schichten des Beckenbodens. Diese kleine Übung können Sie in allen möglichen Positionen durchführen (Rückenlage, Bauchlage, Sitzen, Stehen, Vierfüßlerstand).

Üben Sie rhythmisches, kurzes Anspannen und Lösen ebenso wie eine Dauerspannung, bei der Sie die Beckenbodenanspannung einmal etwas länger oder während einer ganzen Bewegung halten.

Verteilen Sie Ihre persönlichen kleinen Trainingseinheiten über den Tag, damit sich der Beckenboden daran gewöhnt, irgendwann bei Belastungen automatisch mit einer Anspannung zu reagieren. Das braucht Zeit und häufige Wiederholungen.

Rückbildungsgymnastikkurse

Damit Sie wirklich etwas für sich tun können, empfehlen wir Ihnen, den Kurs ohne Kind zu besuchen – sofern Ihnen das möglich ist. Dann können Sie mit der Konzentration nämlich ganz bei sich bleiben und auch die Entspannungsteile des Kurses optimal nutzen.

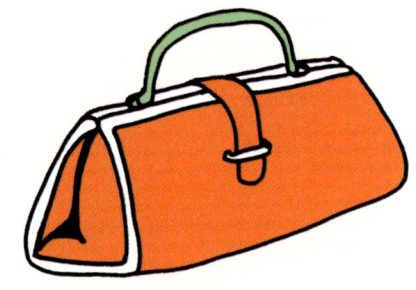

Informationen zu Rückbildungskursen erhalten Sie bei Ihrer Hebamme, in Hebammenpraxen oder in Geburtshäusern. Die Kosten für zehn Kursstunden (maximal 600 Minuten) werden von den gesetzlichen Krankenkassen übernommen, wenn Sie den Kurs bis zum neunten Lebensmonat Ihres Babys abgeschlossen haben.

Literatur

Liesner, Franziska: Mein Beckenbodenbuch, Trias 2013
Niersmann, Christine: Rückbildungsgymnastik, DVD
Niersmann, Christine: Mein starker Beckenboden, DVD

Eltern sein – Paar bleiben

Sexualität nach der Geburt?

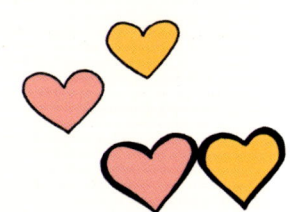

Wenn alle Geburtsverletzungen abgeheilt sind, spricht nichts gegen die Wiederaufnahme der sexuellen Interaktion. Allerdings sollte die Theorie dann auch mit den Bedürfnissen der Wöchnerin übereinstimmen! Wenn beide Partner wieder Sex haben möchten, sollten Sie aber ein Kondom benutzen, bis der Wochenfluss versiegt ist. Aufgrund der immer noch erweiterten Geburtswege besteht die Gefahr, dass Keime eindringen können. Trotz Wochenfluss kann die Scheide hormonbedingt sehr trocken sein. Obendrein ist sie vielleicht trotz ausgeheilter Geburtsverletzungen noch sehr schmerzempfindlich. Ein Gleitgel kann hier helfen, außerdem ist selbstredend ein großes Einfühlungsvermögen des Mannes gefragt. Die Frau sollte das Tempo vorgeben, bei Schmerzen ehrlich sein und im Zweifelsfall ihre Meinung zur Unternehmung ändern können.

Nicht wundern: Das beim Orgasmus ausgeschüttete Hormon Oxytocin ist dasselbe, das den Milchspendereflex auslöst. Vielleicht ist es Ihnen also angenehmer, einen BH zu tragen.

Verhütung in Wochenbett und Stillzeit

Bei einer Frau, die nicht stillt, setzt der weibliche Zyklus (Ovarialzyklus) sehr bald nach der Geburt wieder ein. Sie müssen also unbedingt verhüten, wenn Sie nicht direkt wieder schwanger werden wollen. Der erste Eisprung kann übrigens bereits vor der ersten Regelblutung stattfinden!

Stillt eine Mutter ihr Kind, wird ihr regulärer Zyklus noch einige Zeit auf sich warten lassen, da das Stillhormon Prolaktin den Eisprung hemmt. Aber Vorsicht: Das heißt keinesfalls, dass Sie während der Stillzeit ganz vor einer neuen Schwangerschaft gefeit sind. Wenn der Hormonspiegel nämlich schwankt – zum Beispiel durch längere Pausen zwischen den Stillmahlzeiten – kann der Zyklus jederzeit wieder einsetzen. In maximal den ersten sechs Stillmonaten gibt es eine Möglichkeit, natürlich zu verhüten: die Laktationsamenorrhö-Methode (LAM). »Amenorrhö« ist der medizinische Fachbegriff für das Ausbleiben der Menstruation. Das passiert bei dieser Verhütungsmethode laktations-, also stillbedingt. Vorausgesetzt, dass Sie die LAM-Grundsätze eisern beachten, bietet die Methode in 98 Prozent aller Fälle eine sichere Verhütung.

DIE REGELN DER LAKTATIONSAMENORRHÖMETHODE (LAM)

- ☑ Die Methode funktioniert nur in den maximal ersten sechs Lebensmonaten ihres Stillkindes – danach ist sie aufgrund veränderter hormoneller Werte nicht mehr sicher.
- ☑ Sie wenden die LAM aber nur so lange an, bis Ihre Menstruation und damit Ihr normaler Zyklus wieder einsetzt (die Blutungen der allerersten Zeit, die mit dem Wochenfluss einhergehen, zählen dabei nicht).
- ☑ Ihr Baby erhält von Geburt an ausschließlich Muttermilch aus der Brust. Sie füttern nicht zu, Sie pumpen nicht ab.
- ☑ Sie geben Ihrem Kind keinen Beruhigungssauger (Schnuller) und verwenden keine Stillhütchen. Ändert sich das Saugverhalten Ihres Kindes, kann das die Amenorrhö beenden.
- ☑ Sie stillen nach Bedarf.
- ☑ Zwischen den Stillmahlzeiten liegen tagsüber maximal vier Stunden und nachts maximal sechs Stunden (das ist jedoch der Haken, eventuell müssen Sie sich einen Wecker stellen und Ihr Kind auch schon einmal schlafend anlegen!), sonst sinkt der Hormonspiegel eventuell zu stark ab.

Natürlich gibt es in der Stillzeit auch andere Verhütungsoptionen, wie zum Beispiel Kondome, ein Diaphragma oder eine Kupferspirale. Auch eine hormonelle Verhütung ist möglich, allerdings nur mit Gestagen-Präparaten (per Hormonspirale oder Minipille), da östrogenhaltige Verhütungsmittel sich negativ auf Milchmenge und -qualität auswirken. Bei der gynäkologischen Nachuntersuchung können Sie sich von Ihrem Frauenarzt eingehend zum Thema Verhütung beraten lassen.

Organisatorisches und Formalitäten

An dieser Stelle versuchen wir, Ihnen den Umgang mit der babyrelevanten Bürokratie etwas zu erleichtern. Dazu haben wir ein paar praktische Informationen zusammengestellt. Lesen Sie am besten schon vor der Geburt, was Sie alles beachten sollten und was Sie davon im Vorfeld bereits abhaken können.

Checklisten für Ämter und Anmeldungen

Vor der Geburt erledigen:

- [x] In der Wunschklinik, im Geburtshaus oder bei der Hausgeburthebamme anmelden
- [x] Anmeldeformular, Mutterpass, Krankenversicherungskarte und eventuell Überweisungsschein in die Kliniktasche packen
- [x] Bei Hausgeburt: Vorbereitungen nach Anweisung Ihrer Hebamme treffen
- [x] Elternzeit beim Arbeitgeber beantragen (allerspätestens sieben Wochen vor Antritt)
- [x] Unterlagen für das Mutterschaftsgeld bei der gesetzlichen Krankenkasse oder beim Bundesversicherungsamt beantragen (dafür Bescheinigung über den errechneten Geburtstermin vom Gynäkologen oder der Hebamme ausstellen lassen)
- [x] Krankenkasse kontaktieren, bei der das Kind später versichert sein soll
- [x] Falls nicht verheiratet: Vaterschaftsanerkennung in die Wege leiten
- [x] Eventuell Mütterpflegerin für das Wochenbett organisieren (*www.muetterpflege.de*)

DIE GEBURTSURKUNDE FÜR IHR KIND

Die Geburtsurkunde ist ein besonders wichtiges Dokument. Lassen Sie sich mehrere beglaubigte Kopien ausstellen. Die kosten zwar extra, sind aber für später nützlich. Im Krankenhaus ist es oft möglich, die Geburtsurkunde vor Ort zu beantragen – erkundigen Sie sich. Andernfalls gehen Sie zum zuständigen Standesamt am Geburtsort Ihres Kindes. Vorlegen müssen Sie:
- ☑ Klinikbescheinigung oder (bei Hausgeburt) Bescheinigung der Hebamme über die Geburt
- ☑ Elterndokumente (Personalausweise, Geburtsurkunden, weitere Papiere wie Heiratsurkunde, Vaterschaftsanerkennung, Aufenthaltstitel etc.)

So können Sie für das Wochenbett »vorarbeiten«:
- ☑ Antragsvordrucke für Kindergeld und Elterngeld downloaden und ausfüllen, Umschläge beschriften
- ☑ Lohn- und Gehaltsbescheinigungen zusammensuchen
- ☑ Kopien von wichtigen Dokumenten erstellen

Nach der Geburt erledigen:
- ☑ Als erstes die Hebamme kontaktieren, um Termine für die Wochenbettbetreuung zu vereinbaren
- ☑ Geburtsurkunde für das Kind beantragen
- ☑ Geburt bei der Krankenkasse melden
- ☑ Elterngeld und Kindergeld (innerhalb der ersten drei Monate nach der Geburt) beantragen
- ☑ Kind beim Einwohnermeldeamt anmelden (falls nicht schon übers Standesamt geschehen)
- ☑ Versicherungsschutz überprüfen

BESUCH ALS UNTERSTÜTZUNG

Wenn es nur immer so abliefe!

Stellen Sie sich darauf ein, dass sich Freunde und Familienmitglieder nach der Geburt auf verschiedenste Weise an Sie wenden und um »Besuchsrecht« bitten werden.

> **LIEBER IDEALER WOCHENBETTBESUCHER,**
>
> wie schön, dass Du als Erstes vorsichtig am Telefon gefragt hast, ab wann wir uns überhaupt andere Menschen in unserer Familienhöhle vorstellen könnten. Wir hatten das Gefühl, wirklich ehrlich antworten zu dürfen. Als wir Dir dann nach zwei Wochen einen Termin vorschlugen, hast Du gleich erwidert, dass wir diesen jederzeit wieder absagen könnten.
>
> Wir fanden es wundervoll, dass Du Dich kurz vorher noch erkundigt hast, ob Du irgendetwas von unterwegs mitbringen solltest, was wir gerade bräuchten und auf welches Essen wir Lust hätten. Außerdem war die Flasche Kräuterblutsaft als Geschenk eine tolle Idee.
>
> Du fandest es vollkommen normal, dass Du Mutter und Kind nicht gleich sehen konntest, weil sie sich gerade zum Stillen zurückgezogen hatten. Auch hast Du Dich nicht darüber amüsiert, dass die Wöchnerin Dich danach im Schlafanzug begrüßt hat. Und vor allem: nicht gefragt, ob Du das Baby mal auf den Arm nehmen darfst! Stattdessen hast Du Dich ganz rührend danach erkundigt, wie es uns jetzt geht (und nicht nach Details der Geburt, da entscheiden wir lieber selbst, ob und wem wir die erzählen). Du hast uns gestärkt und uns Mut gemacht. Besonders beeindruckt hat uns, dass Du am Ende selbst gespürt hast, wann es Zeit war, wieder zu gehen.
>
> So ein toller Besuch hätte noch länger bleiben können …
> Dankbar, Deine Wochenbett-Abenteurer

Höchstwahrscheinlich sind die frisch gebackenen Großeltern oder andere nahe Angehörige die ersten, die sie besuchen wollen. Wenn Sie das uneingeschränkt freut und schon im Vorfeld gedanklich entlastet – wunderbar! Eine gute Wochenbett-Seele, die den Überblick im Haushalt behält, kocht, alle umsorgt und nötigenfalls tröstet, kann maßgeblich zur Entspannung vor allem der Wöchnerin beitragen.

Handelt es sich aber um »geduldeten« Besuch, der Sie eher anstrengt, dem Sie nur aus Gewissensgründen zusagen, der vielleicht noch bewirtet werden möchte und der obendrein in allen Situationen weiß, wie man es eigentlich viel besser macht, dann ist der Milchstau quasi vorprogrammiert. Überlegen Sie sich also gut, wen Sie sich wann »antun« oder, höflicher gesagt, einladen. Wenn sich eher stressiger Besuch gar nicht abwenden oder für zwei, drei Wochen vertrösten lässt, ist es erfahrungsgemäß sinnvoll, diese Besucher in den ersten beiden Tagen zu empfangen – noch vor dem Milcheinschuss und dem Hormonabfall (Stichwort: »Heultage«). Der Schlafmangel schlägt auch erst nach drei, vier Tagen richtig zu Buche. Selbst wenn Sie solcherlei Besuch bisher immer bei sich zu Hause untergebracht haben: Gibt es in Ihrer Nähe vielleicht eine günstige Pension oder ein Hotel, in dem die Gäste nächtigen könnten? Gibt es Freunde oder weitere Verwandte, die für die Zeit des Antrittsbesuches ein Bett anbieten könnten? Manchmal gehen väterliche und mütterliche Wünsche in Sachen Wochenbettbesuch auch auseinander. Reden Sie ehrlich miteinander und stimmen Sie sich ab.

Das Allerwichtigste in diesen ersten Wochen ist: Die Mutter sollte sich im Wochenbett mit allem, was um sie herum, also an ihrem Rückzugsort, passiert, wohlfühlen. Wenn dieser Rückzugsort allerdings mit Besuch gefüllt ist, der Unwohlsein auslöst, läuft etwas falsch. Vielleicht finden Sie Lösungen, die mit zeitlicher Entzerrung zu tun haben: »Wir freuen uns sehr, dass Ihr kommen und uns unterstützen wollt. Am besten würde das in drei Wochen passen, da bräuchten wir dringend Hilfe!« Oder: »Wie wäre es, wenn Du übernächste Woche kämest? Ab da bin ich mit dem Baby allein und freue mich über Abwechslung und ein gemütliches zweites Frühstück.« Sie müssen sich in keinster Weise rechtfertigen. Das behauptet nur Ihr schlechtes Gewissen. Sagen Sie ihm, es solle sich raushalten. Sie müssen auf wichtigere innere Stimmen und vor allem auf Ihr neues Baby hören!

ERNÄHRUNG IM WOCHENBETT

Gute Ernährung im Wochenbett ist aus verschiedenen Gründen wichtig. Zum einen gilt es, Energie zu tanken, Ressourcen aufzufüllen und Mangelerscheinungen auszugleichen. Zum anderen ist wohlschmeckendes Essen Balsam für die Psyche und hebt die Laune bekanntlich ungemein.

Dass Mütter allerdings auf keinen Fall »für zwei« essen müssen, ist Ihnen sicherlich schon seit der Schwangerschaft bewusst. Der Energiebedarf einer stillenden Mutter ist lediglich um etwa 300 bis 600 Kilokalorien erhöht und lässt sich über ein bis zwei kleine Zwischenmahlzeiten decken (so kann man wunderbar Formtiefs überbrücken!). Bei mangelnder Nährstoffversorgung greift der Körper der Wöchnerin übrigens auf seine eigenen Reserven zurück. Die Qualität der Muttermilch bleibt dann zunächst gleich gut, die Mutter spürt den Mangel allerdings bald.

Still-Ammenmärchen

Es kursieren die seltsamsten Theorien und Ratschläge, was stillende Mütter alles essen, trinken und vor allem weglassen sollten: »Trink auf gar keinen Fall Sprudelwasser, das führt zu Blähungen beim Kind! Nimm lieber raue Mengen Malzbier zu Dir oder gib ordentlich Sahne ins Essen, das macht die Milch besonders nahrhaft …«

Tatsächlich ist es nicht möglich, den Fett- und Eiweißgehalt der Milch durch die Nahrung der Mutter zu beeinflussen. Weder konnte bisher nachgewiesen werden, dass blähende Speisen, die die Mutter zu sich nimmt, vermehrt zu Blähungen beim Baby führen, noch ist belegt, dass der Genuss bestimmter Nahrungsmittel einen wunden Po beim Kind verursacht. Nachgewiesen wurde nur, dass 10 bis 15 Prozent der »Kolikkinder« Kuhmilcheiweiß, das in kleinen Mengen in die Muttermilch übergeht, nicht vertragen. Beim Verdacht auf diese Unverträglichkeit besprechen Sie am besten mit Ihrer Hebamme, Ihrem Kinderarzt oder einer Stillberaterin, ob Sie Kuhmilchprodukte weglassen sollten.

Obwohl wissenschaftlich bisher kein Zusammenhang zwischen der Ernährung der Mutter und der Darmmotorik des Kindes nachgewiesen wurde, gibt es immer wieder Frauen, die konkret von solchen Erfahrungen berichten. Übrigens oft im Zusammenhang mit Speisen, die bei ihnen selbst zu Blähungen führen oder deren (Frucht-)Säure sie schlecht vertragen.

Wenn es Ihnen ähnlich geht, sollten Sie auf die fraglichen Lebensmittel lieber verzichten. Wir empfehlen Ihnen aber, auf keinen Fall prophylaktisch bestimmte Nahrungsmittel zu meiden. Das ist unnötig und führt zu einseitiger Kost, schlimmstenfalls zu Mangelernährung. Ernähren Sie sich ausgewogen, möglichst vollwertig, vitaminreich und so, dass es Ihnen schmeckt. Sollten Sie zwischendurch den Eindruck haben, dass Ihr Kind auf spezielle Speisen empfindlich reagiert, können Sie diese ja immer noch weglassen.

Muss man nun extra viel trinken?

Grundsätzlich gilt für die Flüssigkeitszufuhr: Nehmen Sie über den Tag verteilt regelmäßig Wasser, Tee oder Schorlen zu sich, und stellen Sie sich beim Stillen immer etwas zu trinken bereit, denn die Ausschüttung der Stillhormone erzeugt Durst. Nehmen Sie aber bitte nicht weit über Ihren Durst hinaus Flüssigkeit zu sich! Sonst erreichen Sie genau das Gegenteil des gewünschten Effekts – der Körper schwemmt dann vermehrt Wasser aus, was wiederum milchbildungshemmend wirkt.

Und welche Nahrungsmittel sollte man vermeiden?

Salbei- und Pfefferminztee wirken hemmend auf die Milchbildung. Verzichten Sie also während der Stillzeit lieber darauf, es sei denn, ein abstillender Effekt ist gezielt gewünscht, zum Beispiel bei einer Überproduktion der Milchmenge (Hyperlaktation). Wie so oft macht es aber auch hier die Menge: Sie müssen keine Angst haben, wenn Sie versehentlich einmal einen Schluck oder ein Tässchen davon zu sich genommen haben.

Alkohol hemmt den Milchspendereflex und geht fast in gleichem Maße in die Milch über wie ins Blut. Studien haben belegt, dass Kinder weniger trinken, wenn die Muttermilch Alkohol enthält, weil dieser den Geruch und den Geschmack der Milch verändert. Falls Sie sich zu einem besonderen Anlass ein Gläschen gönnen wollen, tun Sie das direkt nach dem Stillen, damit sich der Alkohol in der Stillpause wieder abbauen kann. Anfangs sind die Stillpausen aber noch recht kurz, und im Wochenbett wird Ihnen vielleicht ohnehin noch nicht nach Alkohol zumute sein. Für Kaffee und schwarzen Tee gilt: Ein, zwei Tassen davon pro Tag stellen in der Regel kein Problem dar. Wenn Sie den Eindruck haben, dass Ihr Baby darauf mit vermehrter Unruhe reagiert, trinken Sie den Kaffee direkt nach dem Stillen. Denken Sie daran, dass Koffein auch in vielen Softdrinks und in geringeren Mengen in Kakao enthalten ist. Das sollte Sie aber nicht davon abhalten, sich ab und an etwas Schokolade zu gönnen.

DIE DARMTÄTIGKEIT ANREGEN

Um Ihre Verdauung anzukurbeln, können Sie:
- ☑ Leinsamen oder Weizenkleie ins Müsli rühren
- ☑ Buttermilch oder Kefir trinken
- ☑ Pflaumen- oder Birnensaft trinken
- ☑ Trockenpflaumen essen (ein paar Stunden vorher einweichen, Einweichflüssigkeit trinken)
- ☑ 1 Esslöffel Heilerde in einem Glas Wasser auflösen und trinken
- ☑ Pro Tag 3 oder 4 Esslöffel Milchzucker in Getränke oder Joghurt einrühren
- ☑ Morgens als Erstes 1 Esslöffel Olivenöl schlucken
- ☑ Morgens als Erstes einen halben Liter lauwarmes Wasser trinken

Nahrungsergänzungsmittel, Stilltees etc.

Bei bestimmten Ernährungsformen, zum Beispiel bei veganer Kost, empfiehlt es sich, über eine Vitamin-B12-Supplementation nachzudenken. Besprechen Sie Ihre persönliche Ernährungssituation mit Ihrer Hebamme oder einer Ernährungsberaterin. Auch in Sachen »Anreicherung« der Milch bei vermuteten Gedeihstörungen. Die Milchbildung wird vor allem durch häufiges, ausreichend langes und effektives Anlegen angeregt und nicht etwa durch besonders gehaltvolles oder reichliches Essen.
Sie brauchen keine »milchbildenden« (oder zumindest so angepriesenen) Tees, Drinks oder Nahrungsmittelergänzungspulver, die laut Hersteller in der Stillzeit unabdinglich sind. Auch wenn die Verpackungen es suggerieren, es ist nicht möglich, damit mehr Milch »herzustellen«. Höchstens mithilfe des Placeboeffektes, der wirkt ja auch oft Wunder …

Wenn Ihnen Stilltees einfach nicht schmecken wollen: Bleiben Sie ganz entspannt. Sie brauchen sie nicht. Wenn Sie aber Fenchel, Anis, Kümmel und Co. mögen, Sie sich mit einer dampfenden Tasse Tee gern einen besonderen Moment der Entspannung verschaffen oder Ihnen das Getränk einfach guttut – umso besser.

Einen Großteil aller nötigen Mineralien, Vitamine und Spurenelemente nimmt Ihr Körper durch die Nahrung auf. Bei Jod empfehlen die Experten aber, etwas nachzuhelfen. Das sind die aktuellen Empfehlungen für Schwangerschaft und Stillzeit:

– 100 bis 150 Mikrogramm Jod pro Tag einnehmen (Tabletten aus der Apotheke)
– Jodhaltiges Speisesalz verwenden
– Viel Seefisch und Milchprodukte verzehren

Wir empfehlen allerdings ausdrücklich, die Jodeinnahme individuell zu gestalten (angepasst an Ihre persönliche Ernährungssituation und ihre Schilddrüsenfunktion), um einer Überdosierung und deren Auswirkungen vorzubeugen.

REZEPTE FÜR DAS WOCHENBETT

Wochenbettsuppe mit Huhn

Für 4 Portionen

1 Bio-Huhn (oder drei Hühnerkeulen)

1 mittlere Zwiebel

1 Stück Ingwer (ca. 1 cm)

3 Knoblauchzehen

100 g Vollkorn-Basmatireis (oder Hirse)

1 Lorbeerblatt

1 Sternanis

½ TL Fenchelsamen

½ TL Kümmel

½ TL Zitronenverbene

3 Karotten

3 Stangen Stangensellerie

Salz

Zubereitung:

Das Huhn zerteilen und ausschließlich die Karkassen mit 2 Liter kaltem Wasser in einem Topf zum Kochen bringen. Etwa 1 Stunde leicht köcheln lassen.
Die Zwiebel schälen und in kleine Würfel schneiden. Ingwer und Knoblauch schälen und klein schneiden. Reis nach Packungsanleitung kochen.
Die Keulen, Zwiebel, Ingwer, Knoblauch, Gewürze und Kräuter zugeben und weitere 30 Minuten köcheln lassen. Die Keulen dann herausnehmen und die Suppe durch ein feines Sieb abseihen. Das Fleisch von den Keulen lösen und in kleine Stücke schneiden. Karotten schälen, Stangensellerie waschen und beides in ca. 5 Millimeter dicke Scheiben schneiden. Erst die Karotten in die Suppe geben und ca. 5 Minuten bissfest kochen, dann den Sellerie ca. 1 Minute mitkochen.
Gekochten Reis und Hühnerfleisch beigeben und alles mit Salz abschmecken.

Nährende Gemüsesuppe

Für 4 Portionen

400 g Wurzelgemüse (Pastinaken, Karotte, Fenchel, Sellerie)
1 Stück Ingwer (ca. 1 cm)
Liebstöckel
Zitronenverbene
Thymian
Muskat
Dinkelgrieß
Salz

Zubereitung:

Das Wurzelgemüse putzen bzw. schälen und in kleine Würfel schneiden. 1 Liter gesalzenes Wasser erhitzen und das Gemüse darin ca. 15 Minuten bei schwacher Hitze weich kochen. Den Ingwer schälen, fein reiben und mitsamt den Kräutern und Gewürzen zum Gemüse geben. Alles mit dem Stabmixer fein pürieren.
Den Dinkelgries einrieseln lassen. Die Suppe kurz aufkochen, vom Herd nehmen und 5 Minuten quellen lassen.

Grünes Kartoffelcurry

Für 4 Portionen

70 g frischer Koriander

½ grüne Chili

1 Stück Ingwer (ca. 2 cm)

1 Bio-Zitrone

Salz

300 g Kartoffeln (festkochend)

150 g Okraschoten (oder Erbsen)

150 g Fenchel

150 g Zucchini

900 ml Kokosmilch (mind. 60% Kokosextrakt)

Zubereitung:

Koriander grob hacken. Chilischote in feine Scheiben schneiden, Ingwer schälen und reiben. Zitrone heiß waschen, trocknen und etwas Schale abreiben, 1-2 Esslöffel Zitronensaft auspressen und beiseitestellen. Alle Zutaten in einen Küchencutter oder einen Mörser geben und mit 2-3 Esslöffel Wasser eine grüne Currypaste herstellen.
Kartoffeln schälen und in ca. 1 Zentimeter große Würfel schneiden. Gemüse waschen bzw. putzen und ebenfalls in etwa gleich große Stücke schneiden.
Kokosmilch in einem Topf erhitzen, Kartoffelwürfel beigeben und ca. 5 Minuten leise köcheln lassen. Restliches Gemüse beigeben und ca. 1 Minute lang weich kochen. Die grüne Currypaste beigeben, kurz umrühren und den Topf vom Herd nehmen. Mit Salz und Zitronensaft abschmecken. Reis oder auch Hirse bieten sich als Beilage an.

Erfrischender Hühnchen-Hirse-Gemüsesalat

Für 4 Portionen

150 g Hirse

2 kleine Hühnerbrüste

2 TL Senf

Saft einer Zitrone

5 EL Olivenöl

Salz

Pfeffer

½ Salatgurke

2 Avocados

1–2 rote Paprika

2 Handvoll frischer Koriander

2 Handvoll Basilikum

Zubereitung:

Hirse nach Packungsangabe kochen und kurz abkühlen lassen. Hühnerbrüste in Streifen schneiden und in einer Pfanne bei starker Hitze kurz anbraten.

Senf, Zitronensaft, Olivenöl, Salz und Pfeffer in einer Schüssel verrühren. Gurke, Paprika und Avocado schälen, Paprika und Avocado entkernen. Avocado, Gurke und Paprika in kleine Würfel schneiden. Koriander und Basilikum grob hacken.

Alle Zutaten in die Schüssel geben, vermischen und nochmals abschmecken. Kann gut über den ganzen Tag im Kühlschrank aufbewahrt werden.

Kürbis-Zucchini-Gulasch

Für 4 Portionen

500 g Butternusskürbis

1 kleine Zucchini

1 rote Paprika

½ Zwiebel

1 Stk Ingwer (ca. 1 cm)

2 EL Öl

500 ml ungesüßte Mandelmilch (oder Wasser)

2 TL Paprikapulver

1 Msp Kurkuma

1 Msp Bockshornklee

1 TL Eisenkraut

1 TL Thymian

Salz

Zubereitung:

Kürbis und Zucchini putzen und in daumengroße Würfel schneiden. Paprika entkernen, Zwiebel abziehen und beides in Streifen schneiden. Ingwer schälen und fein reiben.
Öl in einem Topf erhitzen und Paprika und Zwiebel darin anbraten. Mit Mandelmilch aufgießen und alles aufkochen. Gewürze, Kräuter und Ingwer dazugeben.
Alles mit dem Stabmixer zu einer feinen Sauce pürieren. Kürbis und Zucchini zugeben und 5 Minuten weiterkochen, bis der Kürbis den gewünschten Garpunkt erreicht hat.
Dazu passen Reis, Hirse oder Kartoffeln.

Mais-Spinat-Pizza

Für ein Backblech

300 g TK Spinat

200 g Maismehl

1 TL Natron

1 Ei

Salz

½ Zwiebel

2 Knoblauchzehen

100 g Champignons

½ TL Thymian

150 g Schaffrischkäse

Pfeffer

100 g geriebener Käse

Zubereitung:

Spinat antauen lassen. Maismehl in einem Topf ohne Öl kurz anrösten. Mit 400 ml Wasser aufgießen und rühren bis sich der Teig vom Boden löst. Den Teig abkühlen lassen und mit Natron, Ei sowie etwas Salz vermischen.

Backofen auf 180°C Umluft vorheizen. Zwiebel abziehen und fein schneiden, Knoblauchzehen abziehen und hacken. Aufgetauten Spinat gut ausdrücken und ein paarmal durchschneiden. Champignons putzen und in Scheiben schneiden.

Zwiebel und Knoblauch mit Spinat, Thymian und Schaffrischkäse vermischen und mit Salz und Pfeffer abschmecken.

Den Teig mit Mehl ca. 5 Millimeter gleichmäßig ausrollen und auf ein mit Backpapier belegtes Backblech legen. Spinatmischung gleichmäßig auf dem Teig verteilen, mit Champignons belegen und geriebenen Käse darüber streuen. Pizza im Backofen ca. 20 Minuten backen.

Kürbisquiche

Für eine Kuchenform mit 24 cm Durchmesser

200 g Mehl

150 g kalte Butter

300 g Butternusskürbis

15 Kalamata-Oliven

200 g Feta

½ Bio-Zitrone

3 Eier

1 Stk Ingwer (ca. 1 cm)

1 TL Thymian

1 TL Rosmarin

½ TL Kurkuma

Salz

Pfeffer

Zubereitung:

Mehl in eine Schüssel geben. Butter in Würfel schneiden und mit dem Mehl rasch zu einem Teig verkneten, dabei nach und nach 5 Esslöffel Wasser dazugeben. Den Teig in Klarsichtfolie eingewickelt im Kühlschrank ruhen lassen. Der Teig kann schon am Vortag vorbereitet werden.

Backofen auf 170°C Umluft vorheizen. Kürbis grob raspeln. Oliven entkernen, in kleine Stücke schneiden und dazugeben. Feta ebenfalls kleinschneiden und untermischen. Zitrone heiß waschen und die Schale fein raspeln. Ingwer schälen und fein reiben. Eier, Ingwer, Zitronenabrieb, Thymian, Rosmarin und Kurkuma beigeben, alles gut durchmischen und mit Salz und Pfeffer abschmecken.

Teig ausrollen und eine eingefettete Kuchenform damit auslegen. Füllung darin verteilen und im Backofen ca. 40 Minuten backen. Ein frischer Blattsalat mit Kürbiskernöldressing schmeckt wunderbar dazu.

Buchweizen-Karotten-Bratlinge

Für ca. 6 Bratlinge

150 g Buchweizen

4 kleine Karotten

1 Stk Ingwer (ca. 1 cm)

1 Zwiebel

¼ TL Fenchel

¼ TL Kümmel

¼ TL Anis

¼ TL Kurkuma

½ TL Zitronenverbene

Salz

3 EL Buchweizenmehl

Zubereitung:

Buchweizen nach Packungsangabe kochen.

Karotten und Ingwer schälen und fein reiben. Zwiebel abziehen und fein schneiden.

Alles vermischen und gemahlene Gewürze, gekochten Buchweizen und Buchweizenmehl zugeben. Mit Salz abschmecken.

Aus dieser Masse 6–7 Laibchen formen und in einer Pfanne in Öl bei mittlerer Hitze auf beiden Seiten goldgelb braten.

Dazu passt wunderbar eine Joghurt- oder Sauerrahm-Kräutersauce.

Hirse-Bananen-Stillkugeln

Für 20–25 Kugeln

1 kleiner Apfel
1 Banane
50 g Cashewnüsse
50 g Rosinen
1 Stk Ingwer (ca. 1 cm)
Zimt
50 g Butter
150 g Hirsegrieß (oder Dinkelgrieß)
Kakaopulver

Zubereitung:

Apfel schälen und fein reiben, Banane zerdrücken. Cashewnüsse und Rosinen fein hacken. Ingwer schälen und reiben. Alles in einem Topf mit etwas Zimt vermischen.
Mit 300 Milliliter Wasser aufgießen, zum Kochen bringen und die Butter dazugeben.
Hirsegrieß einrühren, bis er sich vom Boden löst. Die Masse abkühlen lassen.
Pflaumengroße Kugeln formen und in Kakaopulver wälzen. Im Kühlschrank aufbewahren.

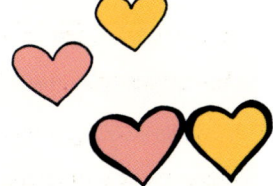

Kokos-Grieß-Stillkugeln

Für 20 – 25 Kugeln

100 g getrocknete Feigen

150 ml Kokosmilch

150 ml Orangensaft

1 EL Tahin (Sesampaste)

150 g Dinkelgrieß

gerösteter Sesam zum Wälzen

Zubereitung:

Feigen fein hacken. Kokosmilch mit Orangensaft und Tahin aufkochen. Dinkelgrieß einrühren bis er sich vom Boden löst. Feigen zugeben und alles zu einer homogenen Masse rühren. Abkühlen lassen. Sesamkörner in einer Pfanne ohne Fett anrösten. Pflaumengroße Kugeln formen und im Sesam wälzen. Im Kühlschrank aufbewahren.

Mandel-Aprikosen-Stillkugeln

Für 20 – 25 Kugeln

200 g Mandeln

200 g getrocknete Aprikosen (oder Rosinen, Datteln, Feigen)

Saft von 1 Zitrone

Zimt oder Vanillepulver

Kokosflocken zum Wälzen

Zubereitung:

Mandeln, Aprikosen, Zitronensaft und Zimt oder Vanillepulver in der Küchenmaschine zerkleinern, bis eine klebrige, feste Teigmasse entsteht.
Pflaumengroße Kugeln formen und in Kokosflocken wälzen. Über Nacht an der Luft trocknen lassen.

Grüner Gemüse-Smoothie

½ Salatgurke

1 Avocado

125 ml ungesüßte Mandelmilch (oder Joghurt)

Zitronensaft nach Geschmack

Zubereitung:

Gurke schälen und klein schneiden, Avocado entkernen und schälen. Gurke und Avocado mit Mandelmilch mixen und mit Zitronensaft abschmecken.

Kokos-Obst-Smoothie

1 Banane

1 Apfel

etwas geriebenen Ingwer

100 ml Orangensaft

150 ml Kokosmilch (60% Kokosnussextrakt ohne Verdickungsmittel und Konservierungsmittel)

Zubereitung:

Banane schälen und klein schneiden, Apfel vierteln und das Kerngehäuse entfernen. Ingwer schälen und fein reiben. Bananen- und Apfelstücke mit Orangensaft und Kokosmilch mixen. Mit dem Ingwer abschmecken.

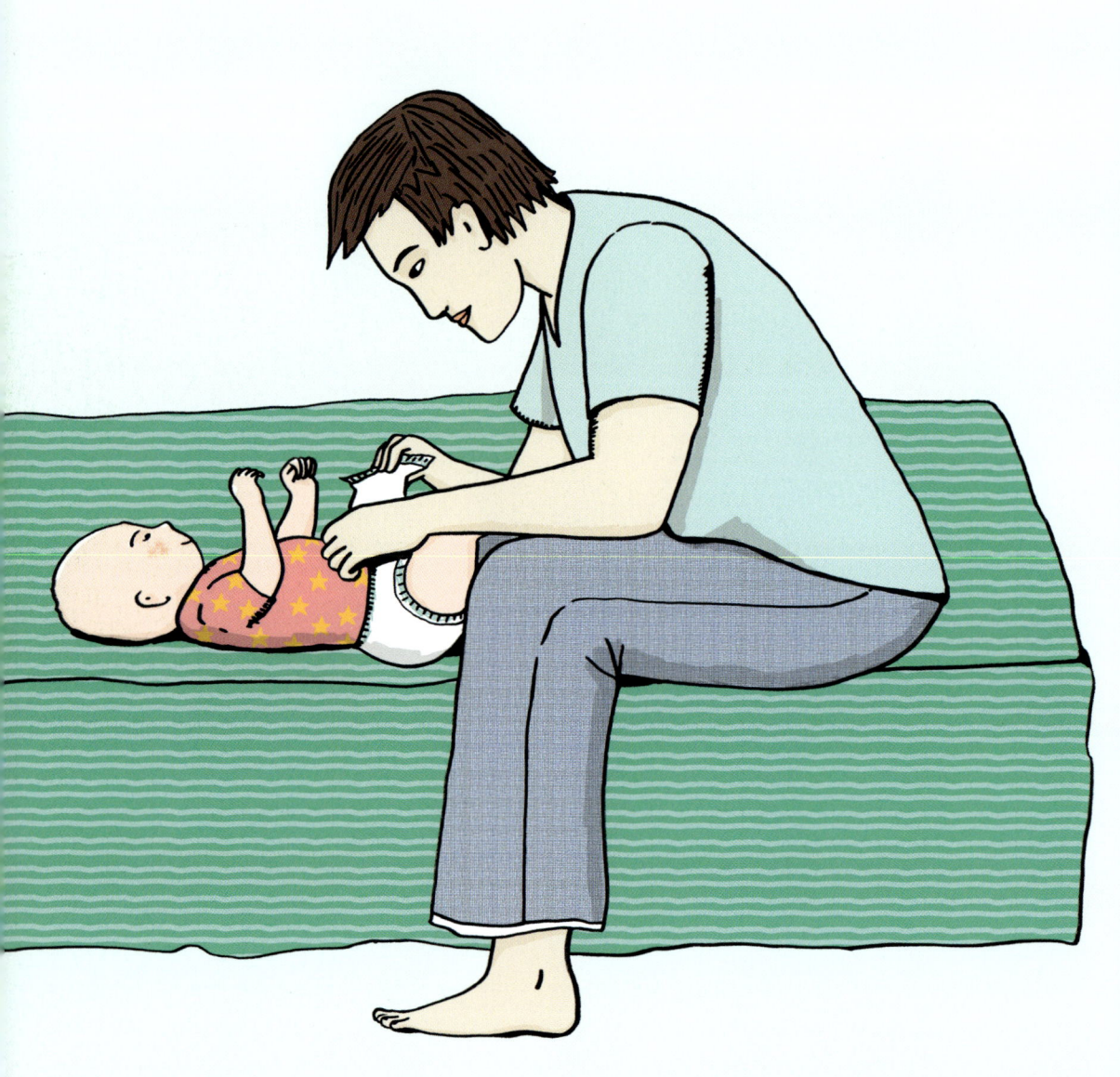

Väterteil

Liebe Mütter,

... und jetzt sind die Väter dran, die sich ihren eigenen Teil auch redlich verdient haben. Selbstverständlich dürfen Sie aber, so Sie Zeit und Nerven dafür haben, auch hier mitlesen – manchmal ist ja so ein Perspektivwechsel ganz erhellend!

Sie bekommen also ein Kind. Ihr erstes? Oder Sie sind schon Vater und wünschen sich ein paar konkrete Hinweise für den neuen Nachwuchs? So oder so: Die Geburt und alles, was dazu gehört, ist ein Phänomen – ein Wunder, um es pathetisch zu sagen. Und zwar eines, das mit dem weiblichen Körper zusammenhängt. Ihre Frau wird bald einen neuen kleinen Erdenbürger gebären, vielleicht sogar zwei. Das ist unvorstellbar und doch ganz selbstverständlich von der Natur so eingerichtet. Zugegeben, an diesem Vorgang sind Sie nicht direkt beteiligt. Aber Sie können unmittelbar darin eingebunden sein. Dabei wollen wir Ihnen helfen und mit allerhand Tipps zur Seite stehen. Wir, das sind in dem Fall nicht nur Loretta und Anja, die Autorinnen, sondern obendrein auch Anjas Mann Christian, immerhin dreifacher Vater, der als eine Art Qualitätsprüfer mit dafür gesorgt hat, dass Sie in diesem Buch brauchbare und gebündelte Informationen finden. Im Folgenden sind diese etwas ausführlicher und vor allem auf Ihre Bedürfnisse als Mann und Vater zugeschnitten. Los geht's!

Rückendeckung für das Wochenbett

In dem Begriff Wochenbett ist nicht ohne Grund ein Schlafmöbel versteckt. Ihre Partnerin sollte in den ersten sechs bis acht Wochen nach der Geburt möglichst viel ruhen und sich von den Strapazen der Entbindung erholen. Und ja: Eine Geburt ist anstrengend! Anstrengender als ein Marathon, sowohl physiologisch als auch psychologisch. Die ersten zehn Tage, das sogenannte Frühwochenbett, sollte Ihre Frau idealerweise möglichst viel im Liegen verbringen, denn in dieser Zeit findet ein maßgeblicher Teil der Rückbildung im weiblichen Körper statt.

Ihre Aufgabe als Mann und Vater, so Sie es denn beruflich und organisatorisch möglich machen können – und Sie sollten es möglich machen –, ist: Ihrer Partnerin den Rücken freihalten. Für sie da sein. Und für Ihr Kind da sein. Beide werden es Ihnen danken, und es ist noch dazu eine einmalige Erfahrung.

Vielleicht wird sich die Mutter Ihres neugeborenen Kindes in der nächsten Zeit anders verhalten, als Sie das bisher erlebt haben. Vielleicht impulsiver und aufbrausender, sicher aber verletzlicher und schneller kleinlaut als bisher. Das ist alles andere als ein Wunder: Nach der Geburt finden im weiblichen Körper eine ganze Reihe von hormonellen

Veränderungen statt. Diese sorgen dafür, dass die Mutter das Baby liebevollst umsorgt, beschützt und vor allem auch ernährt. Seien Sie der Natur dankbar für ihre Vorkehrungen. Dank dieser wird Ihr Nachwuchs optimal behütet auf dieser schönen Welt willkommen geheißen.

Falls Ihre Frau stillen kann und auch will: Ist das nicht ein unfassbar patentes System? Der Körper Ihrer Partnerin ist dazu imstande, erst neues Leben in sich wachsen zu lassen, es dann auf die Welt zu bringen und das kleine Wesen schließlich sogar noch von außen, sozusagen als permanent verfügbare Versorgungsstation, umfassend und ausgewogen zu ernähren!

Berücksichtigen Sie all das, wenn Sie versucht sind, leise durch die Zähne zu fluchen, weil Ihre Frau Sie gerade zum achten Mal in zehn Minuten ruft, damit Sie eine heruntergerutschte Decke aufheben, ein Getränk servieren oder etwas zu essen bringen. Oder, anders gesagt: Fluchen Sie ruhig – aber dann bitte leise, außer Hörweite. Alles andere wäre ungesund. Für alle Beteiligten. Freuen Sie sich lieber über diesen, wir haben es ja schon im Buchtitel gesagt, wunderbaren Ausnahmezustand. Es ist alles nur eine Phase, und die geht viel schneller vorbei, als Sie denken, ehrlich! Und staunen Sie über das kleine Wunder, das Ihnen da ins Haus geliefert wurde.

Natürlich ist es unmöglich vorauszuahnen, was in den nächsten Tagen und Wochen alles passieren wird. Aber auf jeden Fall können Sie sich vornehmen – und dazu möchten wir Ihnen ehrlich raten –, für Ihre Frau ein »Fels in der Brandung« zu sein. In vielen Situationen werden Sie sich beide überfordert fühlen und überraschend dünnhäutig reagieren. Das ist vollkommen normal.

Sie können nicht vorher wissen, wie sich Ihr Baby verhalten wird. Es ist von Anfang an ein Individuum mit eigenen Bedürfnissen und eigenen Vorstellungen, wie die Dinge zu laufen haben, nur eben in Miniaturausführung. Eines können Sie ihm aber aus Überzeugung sagen, sei es mit schwarzem Helm und Laserschwert oder in Zivil: »Ich … bin … dein … Vater!«

Seien Sie stolz auf Ihre Frau und auf ihre außergewöhnliche körperliche Leistung bei der Geburt – aber seien Sie auch stolz auf sich selbst. Alles Weitere, sprich: die nötige Routine im Alltag, die entsprechenden Handgriffe und Vorgehensweisen dazu, lernen Sie unterwegs, keine Sorge.

Geburtserlebnis verarbeiten

Nicht nur für Ihre Frau, sondern auch für Sie ist die Geburt Ihres Kindes ein Erlebnis, das erst einmal verarbeitet werden muss. Wahrscheinlich haben Sie sich wie die meisten Väter heutzutage dafür entschieden, bei der Geburt anwesend zu sein. Eventuell war aber auch schon vorher oder während der Geburt klar, dass dies für Sie oder Ihre Frau nicht machbar ist. Im Idealfall gab es darüber ein Gespräch und dann eine andere enge Bezugsperson, die Ihrer Partnerin zur Seite stand.

Auch wenn Sie viel gelesen, einen Geburtsvorbereitungskurs besucht oder mit anderen Väter gesprochen haben … das, was Sie bei der Geburt Ihres Kindes erlebt haben, war sicher trotzdem an vielen Punkten ganz anders, als Sie es erwarteten. Vielleicht sind Sie fasziniert von der enormen mentalen und körperlichen Stärke Ihrer Partnerin. Vielleicht wurden Sie unter der Geburt auch von großer Angst oder einem fundamentalen Gefühl der Hilflosigkeit überschwemmt. Vielleicht haben Sie sogar um das Leben von zwei Personen gebangt, während Ihre Partnerin vor allem das Baby im Fokus hatte.

Es kann sein, dass auch Sie selbst unter der Geburt an Ihre persönlichen Grenzen gekommen sind, sich müde und erschöpft gefühlt haben. Wahrscheinlich trauen Sie sich das aber gar nicht auszusprechen, wenn Sie daran denken, was Ihre Frau alles leisten musste. Doch lassen Sie Ihre Gedanken zu, denn auch als Vater müssen Sie das Erlebte verarbeiten. Vielleicht gibt es offene Fragen zu den Abläufen, die man selbst oft viel detaillierter mitbekommt als die Gebärende. Seien Sie also ruhig dabei und stellen Sie Ihre Fragen, wenn im Wochenbett die Geburt noch mal mit der Hebamme besprochen wird.

Wenn unter der Geburt akute Gefahr für Mutter oder Kind bestanden hat, kann Sie diese Erfahrung auch als Vater schwer belastet oder traumatisiert haben. Starke Empfindungen können die Folge sein: Trauer, Ohnmacht, Wut oder Schuldgefühle, zusammen mit dem Bedürfnis, die Frau zu unterstützen und ihr bei der eigenen Verarbeitung zu helfen. Es ist mehr als berechtigt, sich in solchen Situationen professionelle Hilfe zu holen.

Während Väter rückblickend oft Geburten als traumatisch empfinden, bei denen die Gesundheit oder sogar das Leben von Frau oder Kind gefährdet waren, ist es für viele Mütter auch schwer zu verarbeiten, wenn die Geburt anders verlaufen ist als gewünscht: dass sie zum Beispiel aus dem Geburtshaus in die Klinik verlegt werden mussten oder ein geplanter Kaiserschnitt stattfand, weil das Kind ungünstig lag. Es muss also nicht immer eine dramatische Notsituation sein, die eine Mutter im Nachhinein belastet. Die meisten Frauen haben im Vorfeld klare Wünsche und Vorstellungen von ihrer Geburt, und als positiver »Anker« ist das durchaus sinnvoll. Wenn dann aber alles anders kommt, herrschen Trauer und Wut vor. Manchmal treten diese Gefühle auch erst viel später auf – wenn Sie denken, dass Ihre Frau die Geburt längst verarbeitet hat. Bitte verlangen Sie nie, dass »es jetzt aber mal endlich gut sein muss«. Gut ist es erst, wenn Ihre Frau ohne Wut, Angst, Schmerz und Schuld- oder Schamgefühle an das Erlebte denken und darüber reden kann. Die Aussöhnung mit einer schweren Geburt kann durchaus einige Monate beanspruchen.

Bei einem Geburtstrauma reichen manchmal kleinste Auslöser, um Gefühle aus der früher als bedrohlich erlebten Situation wieder zu aktivieren. Zum Beispiel kann das schnippende Geräusch einer Schere an den als übergriffig und verletzend erlebten Dammschnitt erinnern. Auch Berichte über andere Geburten können schmerzhaft eigene schmerzhafte Emotionen reaktivieren. Symptome wie Gefühlsausbrüche oder starkes Herzklopfen zeigen, dass das Erlebte im Gehirn noch nicht verarbeitet und »sicher abgelegt« ist. Ihre Frau fühlt sich dann genau so, als wäre sie noch immer in der damaligen Situation.

Nach der Geburt interessiert sich das soziale Umfeld häufig vor allem für das Baby. Ihre Besucher werden natürlich auch fragen, wie es den Eltern geht, aber im Fokus steht meistens ganz klar das Kind. Nach einer schweren Geburt werden Sie also von großer Bedeutung für Ihre Frau sein, wenn es darum geht, das Erlebte zu verarbeiten. Vielleicht möchte Ihre Partnerin wieder und wieder darüber reden, vielleicht sind Sie auch einfach der »Blitzableiter« für ihre Wut. Es ist gut, wenn Sie das auffangen können. Achten Sie aber auch auf sich und nehmen Sie wahr, wann professionelle Unterstützung für Sie hilfreich sein könnte.

Väter-Selbstvertrauen

Eine wichtige Person in Ihrer Anfangszeit als Vater ist – neben Frau und Kind – sicherlich die Hebamme. Sie ist die Hauptansprechpartnerin in allen Belangen, die Ihr gerade geborenes Kind betreffen. Selbstverständlich kümmert sie sich umfassend um die Wöchnerin, und ein erheblicher Teil ihrer Besuchszeit wird dem gesundheitlichen und emotionalen Zustand Ihrer Frau gewidmet sein. Darüber hinaus ist sie aber die Expertin, die alle möglichen Fragen zu Ihrem Baby beantworten kann.

Nutzen Sie diese Chance! Versuchen Sie, bei den ersten Besuchsterminen anwesend zu sein. Sie werden feststellen, dass die Hebamme nicht nur viele Informationen und praktische Tipps für den Wochenbettalltag geben kann, sondern auch bei »soften« Themen eine große Stütze ist. Sie kann Ihnen dabei helfen, Ihr Vater-Selbstvertrauen zu entwickeln. Aber: Sie müssen sich trauen, Fragen zu formulieren. Die Hebamme wird Ihnen weder Themen noch Bedenken von der Nase ablesen. Legen Sie sich einen Block bereit, auf dem Sie Fragen im Moment ihres Auftauchens direkt notieren. Ihre eigenen Fragen und »zur Sicherheit« gerne auch die Ihrer Partnerin. So haben Sie beim nächsten Hebammenbesuch alles beisammen und können die für Sie wichtigen Punkte nacheinander klären.

Vielleicht haben Sie auch das Bedürfnis, sich mit anderen »betroffenen« Vätern auszutauschen? Vielen Männern geht es gerade ähnlich wie Ihnen. Es kann durchaus hilfreich sein, zu hören, dass auch andere unter Schlafmangel leiden oder sich über die Gefühlsausbrüche ihrer Partnerin wundern.

Wenn Sie keine Co-Väter im direkten Freundeskreis finden, googeln Sie nach Väter-Treffs oder ähnlichen Einrichtungen in Ihrer Stadt. In Berlin gibt es zum Beispiel regelmäßig »Papa-Cafés«, ausgerichtet vom Väterzentrum Berlin, die mit Kursen, Veranstaltungen und Beratung in jeglicher Hinsicht etwas für Väter bieten. Dort begegnen Sie zusammen mit Ihrem Baby anderen einschlägig Verdächtigen (oder modern: Ihrer Peergroup). Oftmals tut so ein Austausch einfach gut und relativiert die eigene Sorge oder Not. Da der Besuch eines solchen Treffs ohne die Partnerin geschieht, dienen die Termine auch der Bindung zwischen Ihnen und ihrem Kind. Warten Sie aber ab, bis sich zu Hause alles eingespielt hat und Sie Ihr Baby guten Gewissens einmal zwei Stündchen »entführen« können.

Körperliches rund um die Geburt

Wahrscheinlich haben Sie in den letzten Monaten fasziniert zugesehen, wie sich der Körper Ihrer Partnerin gerundet hat. Ihre eigene Gefühlslage wird Sie vermutlich auch überrascht haben. Bei werdenden Vätern verändert sich der Hormonspiegel, und das kann schwangerschaftsähnliche Symptome wie Müdigkeit, Übelkeit oder Gewichtszunahme hervorrufen. Väter nehmen in der Schwangerschaft Ihrer Frau durchschnittlich sogar vier Kilogramm zu. Jetzt stellen Sie sich vor, was erst alles im Körper Ihrer Frau passiert, die noch ganz anderen hormonellen Veränderungen ausgesetzt ist!

Auch nach der Geburt erbringt der weibliche Körper weiter Höchstleistungen, um die Rückbildung der Gebärmutter (siehe Seite 19) und die Milchbildung (siehe Seite 32) zu meistern. Vielleicht müssen auch noch Geburtsverletzungen oder eine Kaiserschnittnarbe (siehe Seite 26 f.) heilen. Erinnern Sie Ihre Frau daran, wenn sie ein wenig unzufrieden auf ihren anfangs noch recht großen, und vor allem nun sehr weichen Bauch schaut. Unterstützen Sie sie dabei, sich zu schonen. Längeres Sitzen und Stehen ist vor allem in den ersten Wochenbetttagen nicht sinnvoll. Viel Bettruhe entlastet nicht nur den Beckenboden, sondern lässt auch eventuelle Geburtsverletzungen schneller abheilen.

Mütter fühlen sich nach der Geburt häufig »angeschlagen«, so wie Sportler nach großen Leistungen. Von den Wehen oder vom Liegen auf dem OP-Tisch bei einem Kaiserschnitt können Rückenschmerzen oder Verspannungen im ganzen Körper herrühren. Dazu kommt das Wundgefühl im Intimbereich und vielleicht auch eine schmerzende Brust (siehe Seite 33 f.).

Wenn Sie Ihrer Frau etwas Gutes tun wollen (zum Beispiel durch eine Rückenmassage), sollten Sie vorher fragen, was sie sich gerade wünscht. Seien Sie verständnisvoll, wenn Ihr nett gemeintes Massageangebot verschmäht wird.

Sex können sich die meisten Wöchnerinnen erst einmal nicht vorstellen (siehe Seite 47), gerade wenn sie unter Geburtsverletzungen leiden. Auch an vielen Männern geht eine Geburt nicht spurlos vorbei. Grundsätzlich gilt: Überlassen Sie den ersten Schritt zu mehr Körperkontakt Ihrer Frau! Sie ist es, die erst einmal heilen, in ihrem veränderten Körper ankommen und in ihre Mutterrolle hineinfinden muss.

Eine gewisse Berührungsmüdigkeit liegt also nicht daran, dass Sie für Ihre Partnerin nicht mehr attraktiv sind, sondern an der besonderen Lebensphase. Der ständige Körperkontakt durch Stillen und Kuscheln mit dem Kind kann auch dazu beitragen, dass Ihre Partnerin zunächst keine große Lust auf noch mehr Körperkontakt in jeglicher Form hat. Medizinisch spricht nichts gegen Sex im Wochenbett, wenn Sie beide wollen und ein paar Dinge beachten (siehe Seite 135). Bei den meisten Paaren steht das Thema aber erst einmal hintenan. Reden Sie viel miteinander, gerade wenn sich ein Partner mit der momentanen Situation unwohl fühlt. Müdigkeit und phasenweise Überforderung erleben beide Eltern, was verständlicherweise die Lust auch mindert.

Seelisches rund um die Geburt

Nicht nur für den Körper, auch für die Seele gibt es viele Veränderungen in der Zeit der Geburt. Durch den raschen Abbau der bei der Geburt ausgeschütteten Endorphine und der Schwangerschaftshormone verändert sich bei vielen Frauen um den dritten Wochenbetttag herum auch die Gemütslage. Die Stimmung kann dann sehr schnell sehr wechselhaft sein, zwischen Traurigkeit und größtem Glück schwanken. Haben Sie viel Verständnis für die Emotionen Ihrer Frau an diesen Tagen, den Tagen des sogenannten Babyblues! Jetzt ist kein guter Zeitpunkt für Grundsatzdiskussionen oder den Besuch der Großeltern. Nehmen Sie Ihre Frau in den Arm, wenn Sie weint – statt zu versuchen, sie mit guten Argumenten zu trösten.

Nach ein paar Tagen wird Ihre Partnerin emotional wahrscheinlich wieder stabiler sein. Manchmal geht das Stimmungstief aber auch direkt in eine postpartale Depression über, eine Entwicklung, die noch im ganzen ersten Jahr nach der Geburt stattfinden kann. Achten Sie darauf, ob die Traurigkeit Ihrer Partnerin immer größer wird oder ob sie sich stark erschöpft fühlt. Schlafstörungen oder eine sehr große Ängstlichkeit im Umgang mit dem Baby können ebenfalls Ausdruck einer Wochenbettdepression sein (siehe dazu auch Seite 43).

Fragen Sie Ihre Partnerin in solchen Fällen, wie sie sich fühlt. Oft können Mütter ihre Gefühle und Gedanken selbst nicht richtig einordnen. Sprechen Sie mit Ihrer Wochenbetthebamme, damit Sie gegebenenfalls die richtige Therapie einleiten können. Eine Wochenbettdepression ist eine ernst zu nehmende Krankheit, die jede junge Mutter ereilen kann. Psychische Vorerkrankungen oder eine traumatische Geburt erhöhen das Risiko für die Depression etwas, sie kann sich aber auch in einer vermeintlich idealen Familiensituation oder nach einer wirklich als schön erlebten Geburt entwickeln.

Nicht nur Mütter können an Wochenbettdepression erkranken. Typische Symptome wie große Traurigkeit, Überforderungsgefühle, Schlafstörungen oder Antriebslosigkeit nach der

Geburt treten auch bei knapp zehn Prozent aller Väter auf – und sind damit gar nicht so selten. Da die postpartale Depression bei Vätern noch mehr tabuisiert ist als bei Müttern, bekommen Männer oft wesentlich später oder sogar überhaupt keine Hilfe. Achten Sie also nicht nur auf das Befinden Ihrer Frau, sondern auch darauf, wie es Ihnen in der neuen Lebenssituation geht. Unabhängig davon, welches Elternteil von der Erkrankung betroffen ist, gilt: Die Belastung ist für alle Beteiligten hoch. Wenn Ihnen Freunde oder Verwandte jetzt nicht helfen können, brauchen Sie Unterstützung von anderen Menschen, zum Beispiel von einer Mütterpflegerin.

Auch wenn es Ihnen vielleicht schwerfällt, Hilfe anzunehmen, tun Sie es! Sie haben nicht nur die Verantwortung für sich, sondern auch die Aufgabe, gut für Ihr Kind zu sorgen. Deshalb müssen Sie Ihre Kräfte besonders sorgsam einteilen. Sich dabei helfen zu lassen ist also kein Zeichen von Schwäche, sondern genau das Gegenteil. Eine psychische Erkrankung im ersten Jahr nach der Geburt stellt das Familienleben enorm auf den Kopf. Sollten Sie betroffen sein, wird vieles anders laufen als geplant. Aber die Heilungschancen sind gut, und die gemeinsam überwundene Krise wird Ihre Paarbeziehung stärken.

Väter und Stillen

Die zukünftige Ernährung Ihres Babys ist sicher bereits in der Schwangerschaft ein Thema gewesen. Dass Mutter und Kind gesundheitlich sehr vom Stillen profitieren, wissen mittlerweile auch die meisten Väter (siehe Seite 89 f.). Die meisten Frauen entscheiden sich dafür, ihr Baby nach der Geburt zu stillen. Eine Frau, die sich von vornherein dagegen entscheidet, hat eventuell schlechte Stillerfahrungen bei einem vorherigen Kind gemacht oder andere konkrete Gründe, direkt nach der Geburt abzustillen.

Wichtig ist, dass Sie beide vorab alle wesentlichen Informationen bekommen haben, um wirklich eine durchdachte Entscheidung treffen zu können. Deshalb ist ein Gespräch mit der Hebamme oder einer Stillberaterin auch schon in der Schwangerschaft sinnvoll. Dabei geht es nicht darum, jemanden zu irgendetwas zu überreden, sondern Sie individuell passend zu beraten. Auch die Gedanken des Vaters sollten in so einem Gespräch genug Raum bekommen, obwohl die Entscheidung für oder gegen das Stillen letztlich immer bei der Mutter liegt.

Möglicherweise ist Ihre Frau sich auch ganz sicher, dass sie stillen möchte, aber Sie haben Bedenken. Vielleicht haben Sie beim letzten Kind eine schwere Stillzeit miterlebt, in der Ihre Frau starke Beschwerden hatte. Vielleicht haben Sie aber auch die Sorge, durch die innige Stillbeziehung als Vater zurückgesetzt zu werden. Sie fragen sich, ob Sie dann noch genug Zeit haben, eine enge Beziehung zum Baby aufzubauen, nachdem Sie nun gehört oder gelesen haben, wie viel Zeit ein Neugeborenes mit Stillen verbringt. Und ob Ihre Frau überhaupt noch Zeit für Sie haben wird. Oder Sie befürchten, Ihre Frau nicht ausreichend unterstützen zu können – zum Beispiel, wenn das Baby nachts Hunger hat. Sprechen Sie darüber, was Sie beschäftigt. Viele dieser Sorgen lassen sich im Vorfeld ins rechte Licht rücken. Es ist ganz wichtig, dass Sie eine positive Einstellung zum Stillen mitbringen, wenn Ihre Frau sich dafür entscheidet. Sie werden zu Hause der erste Ansprechpartner bei Stillproblemen sein. Denn Sie bekommen Schwierigkeiten von Anfang an mit, bevor die fachliche Hilfe hinzukommt. Der große Einfluss von Vätern auf Stillerfolg und Stilldauer ist längst wissenschaftlich belegt. Sie werden eine entscheidende Rolle spielen. Deshalb stehen unsere Hinweise zur Handhabung des Stillens auch im Mittelteil dieses Buches, der für beide Eltern gedacht ist.

Ihre Frau und Ihr Kind bringen alle Voraussetzungen zum Stillen mit. Dennoch ist das Ganze ein Lernprozess, der meistens etwas Zeit braucht und manchmal auch etwas mehr Unterstützung. In den ersten Kliniktagen haben Sie theoretisch rund um die Uhr Beistand. Aber eine Hebamme oder eine Krankenschwester auf einer randvoll belegten Wochenbettstation hat (leider!) kaum Zeit für eine ausführliche Stillberatung. Je umfassender Sie vorab bereits informiert sind und je mehr Sie in Beratungssituationen als Vater präsent sind, umso mehr werden Sie helfen können, wenn gerade keine professionelle Hilfe verfügbar ist. Aber keine Sorge, dass Sie jetzt ein Stillspezialist werden müssen: Ihre Kernaufgabe ist, Ihre Partnerin emotional zu unterstützen, wenn nicht gleich alles rund läuft. Auch ein zurechtgerücktes Kissen, ein Glas Wasser oder eine Rückenmassage können nämlich viel bewirken.

Im Laufe der Wochenbettzeit wird sich das Stillen mehr und mehr einspielen, vorausgesetzt, dass Ihre Frau bei etwaigen Schwierigkeiten am Anfang die passende Unterstützung hatte. In der Stillzeit kann es jedoch immer wieder einmal kleine und große Krisen geben.

Ihr Zuspruch, Ihre Motivation und Ihre erste Hilfe sind also weiterhin gefragt. Lesen Sie bitte auch aufmerksam das Kapitel zum Stillen ab Seite 98, damit Sie in einer möglichen Stillkrise den Überblick behalten.

> ## RÜCKENMASSAGE: GUT FÜRS STILLEN
>
> Die Nerven, die Reize von der Brustwarze zum Gehirn schicken, verlaufen auch über den Rücken. Somit kann eine Rückenmassage den Milchfluss unterstützen, genau wie eine verspannte Rückenmuskulatur das Gegenteil bewirken kann. Am besten massieren Sie vor dem Stillen, die Massage kann aber auch währenddessen sehr angenehm sein.
> 1. Ihre Partnerin setzt sich bequem hin und stützt sich – leicht nach vorn gebeugt – mit den Ellenbogen auf einem Tisch ab.
> 2. Ballen Sie Ihre warmen (!) Hände zur Faust. Massieren Sie mit den Fingerknöcheln rechts und links entlang der Wirbelsäule und unter den Schulterblättern. Der Druck darf nur so stark sein, wie es angenehm für Ihre Frau ist. Lassen Sie sich dabei eine Rückmeldung geben.
> 3. Anschließend streichen Sie mit Ihren Handflächen den ganzen Rücken zur Seite hin aus.

Ihre Beziehung nach der Geburt

So verschieden Beziehungen und zwischenmenschliche Konstellationen auch sind – wenn es eine universell bestätigte These zum Elterndasein gibt, ist es wohl diese hier: Kommunikation ist der Schlüssel.

Möglicherweise waren Sie bisher kein großer Fan von einem intensiven Gedankenaustausch mit Ihrer Partnerin. Genau der hilft Ihnen in Ihrer »Beziehung 2.0« aber weiter. Denn eines ist sicher: Ihre Beziehung wird sich verändern. Sie wird sich weiterentwickeln!

Sie tragen ab jetzt gemeinsam die Verantwortung für Ihr Kind. Daher gilt es zum einen, eine gemeinsame Linie im Alltag zu finden, zum Beispiel Absprachen zu treffen und Abläufe zu organisieren. Zum anderen geht es aber auch darum, Dinge in Worte zu fassen, die mit Befindlichkeiten zu tun haben. Und Dinge auszusprechen, die Ihnen vielleicht bisher nicht erwähnenswert schienen oder sogar unangenehm sind.

Als Sie noch zu zweit zusammenlebten, war es selbstverständlich nicht notwendig, der Partnerin mit einigem Vorlauf zu signalisieren, dass Sie vorhatten, demnächst über Kopfhörer Ihre Lieblingsmusik zu hören oder eine Viertelstunde lang heiß zu duschen. Haben Sie aber als frisch gebackener Familienvater zugesagt, die »Wache« zu übernehmen, also darauf zu achten, ob das schlafende Baby sich meldet, ergibt sich da eine ganz andere Notwendigkeit im Sinne von Verantwortung.

Ihre Partnerin ist gerade in der ersten Zeit vollständig auf Hilfe angewiesen, wenn sie zeitliche Freiräume für sich in Anspruch nehmen möchte. Sie muss sich entsprechend darauf verlassen können, dass Sie sich dann ums Kind kümmern. Im Klartext heißt das: Verbindliche Absprachen und vor allem klare »Übergaben« sind gefordert.

Machen Sie sich klar, dass Ihre Partnerin sich auf Sie verlässt, wenn Sie zugesagt haben, für einen bestimmten Zeitraum verantwortlich fürs Kind zu sein. Und machen Sie sich überdies klar, wie schwierig die Lage für Ihre Frau ist, die neuerdings immer erst bei Ihnen »auschecken« muss, damit sie duschen, baden, Haare waschen oder sonst etwas tun kann ohne das Gefühl, Ihr Baby könnte ungehört losweinen!

Apropos losweinen: Wir erwähnten ja bereits die hormonelle Ausnahmesituation, in der sich eine Wöchnerin befindet. Wenn Sie sich die besonderen Umstände immer wieder in Erinnerung rufen, können Sie mit Sanftmut punkten. »Es ist alles nur eine Phase« – diesen Satz (ohnehin das beste Eltern-Mantra) geben wir im Mütterteil auch Ihrer Partnerin mit auf den Weg. Ihnen soll er vor allem dabei helfen, Verständnis aufzubringen und auch zu zeigen.

Haben Sie Verständnis für zehnmaliges Nachfragen, ob Sie es auch wirklich hören, wenn das Kind aufwacht. Für lautes Jammern, dass sie keine ruhige Minute mehr hat und zu nichts mehr kommt. Für verzweifeltes Weinen, wenn das Stillen anfangs schwieriger ist als gedacht. Bleiben Sie ruhig, stellen Sie Ihre breite Schulter zur Verfügung. Das wird nicht nur Ihrer Partnerin das Gefühl geben, dass sie sich auf Sie verlassen kann, wenn die Kraft gerade schwindet, sondern – und das ist das Magische an der Sache – auch Ihr Baby entspannen! Die Gemütslage der Mutter überträgt sich nämlich auf das Kind. Und ein entspanntes Kind ist auch für Sie erheblich angenehmer.

Von außen betrachtet ist das logisch. Und im Auge des Sturms? Muss man als Vater in den ersten Wochen einfach die Zähne zusammenbeißen. Bewusst Verantwortung übernehmen und die Partnerin dazu ermutigen, dass sie sagt, was sie gerade braucht oder denkt oder will. Sie schaffen das schon, ist doch für einen verdammt guten Zweck!

Für die Zeit, in der Sie wieder arbeiten müssen, ist noch folgender Hinweis sinnvoll: Versuchen Sie nicht, dies als Rückkehr in Ihren früheren Alltag zu sehen, auch wenn das Büro im Vergleich zur heimischen Wohnung nun manchmal wie ein Urlaubsort wirkt. Zumindest in den Augen Ihrer Partnerin, die zu Hause zwischen Windeln und Wäsche wartet. Versuchen Sie vielmehr, einen befriedigenden neuen Alltag zu finden! Und das gelingt besser, wenn Sie gut für sich sorgen.

Persönliche Wohlfühlmomente schaffen

Bei aller notwendigen Rücksichtnahme auf die hormonelle Ausnahmesituation, in der sich Ihre Frau befindet (wir sind uns der Wiederholung wohl bewusst, aber wir können es gar nicht oft genug sagen!), ist es wichtig, dass Sie Ihre eigenen Akkus wieder aufladen – so gut es eben geht. Hier lauten die Zauberworte »Struktur« und »Organisation«.

Auch wenn Sie als Wochenbettmanager in den ersten Tagen und Wochen immer genug zu haben: Denken Sie zwischendurch an sich, damit Sie Ihre Aufgabe auch über die Anfangseuphorie hinaus erfüllen können. Legen Sie sich einmal mit hin, wenn Frau und Kind am Tag schlafen. Oder bestellen Sie etwas zu essen, wenn Ihnen das Kochen zu aufwendig erscheint.

Bleiben Sie gedanklich im Hier und Jetzt, obwohl die To-do-Liste im Kopf lang ist. Die ersten Wochen mit Ihrem Baby vergehen rasend schnell und sind einmalig. Sicher erinnern Sie sich später lieber an viele schöne Momente mit Ihren Lieben als an die Hausarbeit, die Sie erledigt, und die Dinge, die Sie organisiert haben. Auch Sie lernen Ihr Neugeborenes am besten kennen, wenn Sie viel Zeit mit ihm verbringen!

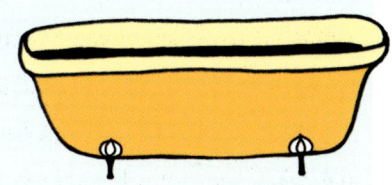

Baden Sie mit Ihrem Baby (siehe auch Seite 85). Nehmen Sie es einfach mit in die große Wanne und genießen Sie den Hautkontakt mit Ihrem entspannten Kind. Ihre Frau nimmt Ihnen anschließend das Baby ab und versorgt es am Wickelplatz weiter. Dann erhöhen Sie die Wassertemperatur (Babybadewasser ist mit 37 Grad Celsius eher kühl), genießen das warme Bad und sehen dabei vielleicht noch eine kurze Folge Ihrer Lieblingsserie auf dem Tablet. Natürlich freut sich Ihre Frau auch, wenn Sie das Ganze umgedreht durchführen. Aber in diesem Kapitel geht es ja schließlich primär um Sie!

Wenn Sie wieder arbeiten, planen Sie genügend Zeit für den Nachhauseweg ein. Vielleicht haben Sie die Möglichkeit, zumindest einen Teil des Weges zu Fuß oder mit dem Rad zurückzulegen: So ein Moment an der frischen Luft kann Wunder wirken in Sachen Entschleunigung.

Und sagen Sie morgens auf keinen Fall Dinge wie: »Ich arbeite bis fünf und kann mich dann direkt kümmern«. Schlimmstenfalls merkt sich Ihre Partnerin nämlich: »Top, ab fünf Uhr!«, und schon haben Sie ein Timing-Problem. Planen Sie großzügig, schlagen Sie lieber zehn Minuten extra zum Durchatmen und damit Sie unterwegs Ihren besten Freund anrufen, mit drauf. Dann können Sie Ihre Frau zu Hause umso schwungvoller unterstützen beziehungsweise den Laden locker übernehmen!

Nehmen Sie sich ab und an einen Abend »frei«, und ermutigen Sie Ihre Partnerin, zwischen zwei Stilleinheiten dasselbe zu tun.

Hierbei ist wichtig: ohne schlechtes Gewissen! Gesetzt den Fall, dass Sie Ihre geplante Unternehmung rechtzeitig ankündigen (und Ihre Frau Sie nicht gerade anfleht zu bleiben, weil sie vor Rückenschmerzen nicht mehr weiter weiß – dann wäre es wirklich unfair, zu verschwinden!), können sich alle Beteiligten darauf einrichten, dass Sie »auschecken«.

Ob Sie zum Sport gehen, zur Massage oder mit einem Kumpel ein Bier trinken (bitte nicht gleich fünf oder mehr daraus machen!) – egal. Hauptsache, Sie entspannen sich ein wenig und tanken neue Energie.

Das können Sie auch beim Kuscheln mit Ihrem Neugeborenen. Haben Sie schon einmal ein Nickerchen mit Ihrem Baby auf der Brust gemacht? Genießen Sie das wohlige, federleichte Wärmflaschengefühl – schneller, als Sie gucken können, passt das Kind da so nämlich nicht mehr hin … Mit einem zufrieden auf der Brust schnaufenden Baby können Sie auch ein Buch lesen oder einfach in Ruhe Ihren Gedanken nachgehen.

Ernähren Sie sich gesund. Schnell verschlungenes Junkfood und Süßkram tragen langfristig nicht zum Wohlbefinden bei. Außerdem ist es ja ohnehin Ihre Aufgabe, mit dafür zu sorgen, dass Ihre Frau gutes Essen bekommt. Sie stillen zwar nicht, aber gerade in stressigen Zeiten braucht auch Ihr Körper gute Nahrung.

Nicht wenige Väter entdecken in der Wochenbettzeit Ihre Lust am Kochen. Essen zuzubereiten kann wirklich etwas sehr Entspannendes sein. Und die Wöchnerin freut sich schon einmal vor, wenn die Töpfe klappern und es aus der Küche duftet!

REGISTER

Abpumpen 109
After-Baby-Body 40
Allergien 67
Ammenmärchen 141
Anhock-Spreizhaltung 74, 83 110
Anlegen 101
Aufstoßen 61, 104
Auge, entzündetes 68, 78
Augenprophylaxe 113
Ausscheidung (Baby) 52,79
Ausscheidungskommunikation 123
Ausstattung (Baby) 52, 54
Ausstreichen von Muttermilch 109
    (oder s. Handentleerung)
Auto 112

Babybaderitual 84
Babybett 91
Babyblues (Heultage) 42
Babykurse 97
Babymassage 85
Babyschale 83, 112
Baden (Baby) 84
Bauchlage 77, 82
Bauchmassage (Kind) 69, 80
Bauchmassage (Mutter) 20, 49
Bauchmuskulatur (Mutter) 20
Becherfütterung 108
Beckenboden 20, 132
Bedürfnisse, kindliche 58, 88
Beleghebamme 14
Besuch im Wochenbett 139

Bilirubinämie 76
Bindehautentzündung
    (Konjunktivitis) 68
Bindung (Bonding) 60
Blähungen 68
Blase (Mutter) 22
Blutdruck 17
Blutschwämmchen
    (Hämangion) 70
Brust 29
Brustdrüsenschwellung
    (Baby) 70
Brustentzündung
    (Mastitis) 34
Brusternährungsset 108
Brustmassage 32
Brustveränderung 29
Brustwarzen 35
    - pflege 18, 29

Clusterfeeding 107

Dammschnitt 24
Dreimonatskoliken 68
Durchfall (Baby) 71

Edinburgh Skala 45
Eisenmangel (Anämie) 17
Elternzeit 137
Energiebedarf (Mutter) 141
Ernährung (Baby) 61
Ernähung (Mutter) 141

Familienbett (Co-Sleeping) 92
Feuchttücher 121
Feuermal 78
Fieber (Baby) 71
Fingerfütterung 108
Fingernägel 86
Flaschennahrung 61
Flaschensauger 62
Fliegergriff 69
Fluoridgabe 115
Föhnen 119
Fontanellen 79
Frühförderung 96
Frühgeborene 38, 93, 130
Frühwochenbett 10
Füttern 61, 108

Gebärmutterheimweh 65
Gebärmutterrückbildung 19, 49, 99
Geburtserlebnis verarbeiten 14, 160
Geburtsgeschwulst 79
Geburtshaus 10
Geburtsort 10
Geburtsurkunde 138
Geburtsverletzungen 24
Geburtsvorbereitung 137
Geschwister 126
Gewichtsentwicklung (Baby) 81

Hämorrhoiden 23
HA-Nahrung 63
Handentleerung 32, 109

Harninkontinenz 21
Hausgeburt 137
Haut, trockene (Baby) 72, 85
Hautveränderungen (Baby) 71
Hebamme 10, 138, 161
Herpesinfektion 73
Hinterkopf, abgeflachter 79
Hörscreening 114
Hüftfehlstellung (Hüftdysplasie) 73
Hüftultraschall 114
Hungerzeichen 94, 104

Ikterus (Baby) 76
Impfungen 114

Kaiserschnitt 26
Kaiserschnittnarbe 28
Kariesprophylaxe 115
Kephalhämatom 79
Kinderarzt 112
Kinderwagen 83
Kleidung (Baby) 52, 54, 87
Klinikgeburt 11
Kolostrum 32, 76, 98
Kopfgneis 74
Kopfverformung 79
Körper nach der Geburt 16
Körpergefühl 16
Körperpflege (Baby) 84
Körperpflege (Mutter) 17, 19
Körpertemperatur (Baby) 87
Krankenversicherung 137

Lagerung (Baby) 82
Laktationsamenorrhö-Methode
   (LAM) 135
Lotusgeburt 86

Medikamente in der Stillzeit 37
Mekonium 52
Menstruationszyklus 135
Milcheinschuss 32
Milchpumpe 109
Milchschorf 74
Milchspendereflex 93, 100
Milchstau 33
Milien 72
Mongolenfleck 74
Mundsoor 75
Muttermilch 98
Mütterpflegerin 9, 137, 165
Mutterschaftsgeld 137

Nabelbruch (Nabelhernie) 75
Nabelgranulom 75
Nabelpflege 86
Nabelschnur 86
Nachuntersuchung,
   gynäkologische 135
Nachwehen 19
Nase, verstopfte 77
Nasensauger 78
Nestschutz 76
Neugeborenenakne 72
Neugeborenengelbsucht 76
Neugeborenenscreening 115
Neurodermitis 67
Niesen 77

Oxytocin 93, 100

Partnerschaft 45
PEKiP 97
Pilzinfektion (Baby) 75, 80
Plazenta 18, 86
Plötzlicher Kindstod (SIDS) 77
Prolaktin 93, 100

Raumtemperatur 91
Raynaud-Syndrom 36
Reflux 77
Reisen mit Baby 112
Rückbildungsgymnastik 132
Rückenmassage 167

Saugbedürfnis 93
Saugverwirrung 94
Säuglingsnahrung 63
Scheidenriss 24
Schilddrüse 143
Schlafen (Baby) 87
Schlaffördernde Optionen 90
Schlaflernprogramme 89
Schlafplatz 54, 91
Schlafsack 91
Schnuller 92
Schnupfen 77
Schwangerschaftsstreifen 18
Schwitzen 17
Sexualität 47, 134, 162
Sitzbäder 25
Smoothies 155
Sonnenschutz 86
Soor 75, 80

Spielzeug 97
Spucken 77
Still-Ausstattung 56
Stillberatung 36, 165
Still-BH 30
Stilldauer 39, 105
Stilleinlagen 30
Stillen 38
    nach Kaiserschnitt 37
    nächtliches 89
    von Frühgeborenen 38
    von Zwillingen, Mehrlingen 38
Stillfördernde Maßnahmen 101
Stillhäufigkeit 105
Stillhemmende Maßnahmen 101
Stillkleidung 30, 56
Stillkugeln 153
Stillpositionen 101
Stillprobleme 31, 33, 94
Stillprotokoll 31
Stilltee 143
Stoffwechselerkrankungen 115
Stoffwindeln 119
Storchenbiss 78
Stuhlgang (Baby) 52, 79

Tragehilfe 55, 110
Tragen 110, 125
Tränengangstenose 78
Traumatherapie 161

Überforderung 41, 66, 125, 164
Urinausscheidung (Baby) 53

Väter 100, 157

Vaterschaftsanerkennung 137
Väterzentrum 162
Vegane Ernährung 143
Verdauung (Mutter) 22, 144
Verhütung 135
Versicherungen 137
Verstopfung (Mutter) 23
Verstopfung (Baby) 79
Vitamin B 143
Vitamin-D-Prophylaxe 116
Vitamin-K-Prophylaxe 115
Vorsorgeuntersuchungen 112

Wachstumsschub 66
Waschen (Baby) 84
Wassereinlagerungen (Ödeme) 17
Wegwerfwindeln 120
Wickeln 55
Wickeltasche 58
Wiegen 81
Windeldermatitis 80, 122
Windelfrei 123
Windelsoor 80
Wochenbettdepression
    (postnatale Depression) 43, 164
Wochenbettmassage 49
Wochenfluss (Lochien) 18
Wollfett (Lanolin) 30, 36
Wunder Po 80, 122

Zahnpflege 115
Ziegelmehlsediment 81
Zufüttern 108
Zungenbändchen, verkürztes 81
Zwillinge 38, 124

IMPRESSUM

Der Verlag weist ausdrücklich darauf hin, dass im Text enthaltene externe Links vom Verlag nur bis zum Zeitpunkt der Buchveröffentlichung eingesehen werden konnten. Auf spätere Veränderungen hat der Verlag keinerlei Einfluss. Eine Haftung des Verlags ist daher ausgeschlossen.

Alle Behandlungsvorschläge, Hinweise, Ratschläge und Übungen in diesem Buch sind von den Autorinnen sorgfältig geprüft worden. Sie ersetzen jedoch keine ärztliche Abklärung. Im Zweifelsfall, bei akuten Schmerzen, Vorerkrankungen oder bestehender Erkrankung muss für eine konkrete Diagnose und entsprechende Behandlung stets ein Arzt aufgesucht werden. Eine Haftung vonseiten der Autorinnen oder des Verlags wird hiermit ausdrücklich ausgeschlossen.

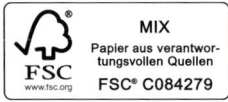

Verlagsgruppe Random House FSC® N001967

Copyright © 2016 Kösel-Verlag, München, in der Verlagsgruppe Random House GmbH, Neumarkter Str. 28, 81673 München

Umschlag: Weiss Werkstatt, München
Umschlagmotiv: shutterstock/Ramona Heim
Illustrationen: Constanze Guhr, Berlin
Layout & Satz: Layer-Cake, Jürgen Kiermeier, Glonn
Lektorat: Mareike Ahlborn, Essen
Rezepte: David Gansterer, Wien
Druck und Bindung: Print Consult GmbH, München
Printed in Germany

ISBN 978-3-466-31069-2
www.koesel.de

Dieses Buch ist auch als E-Book erhältlich.